优生·优育·优教系列

怀孕
同步指导
专家方案

四川科学技术出版社

·成都·

前言 Preface

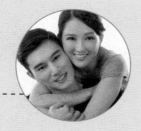

　　当命运的红线将彼此牵系，庆典的钟声敲响真爱之门，这一刻，一个幸福的家庭诞生了！为了爱的结晶，准爸妈需要经历漫长而艰辛的孕育旅程。

　　新的家庭期待孕育新的生命，生命是美好的，孕育生命的过程却充满了艰辛。对孕育生命的困扰、疑惑、烦恼，或许大多数的准爸妈都觉得心里没底。不过，这又有什么关系呢，作为热爱生命、热爱生活和学习，渴望享受孕育生命的过程中种种美好与感动的准爸妈，一本深入浅出、通俗易懂的孕育图书，能将神秘的孕育过程生动、直观地呈现在准爸妈的面前，帮助准爸妈掌握全面的孕育知识，享受孕育的过程。

　　本书内容涵盖了孕前优生准备、孕期40周的保健、产后的调养和护理等各方面知识，完整地规划了"孕育"的全过程，对备孕、怀孕、分娩给予全程关注。

　　为了阅读方便，本书按时间顺序展开。从备孕开始，按月进行宝宝发育进程，准妈妈身体变化、饮食、生活、疾病，胎教等多方面的阐述，力求使准爸妈对备孕、怀孕、分娩各个阶段的特点、知识、可能出现的问题以及应该采取的应对方法等有全面而明晰的了解，在科学的指导下战胜自己所遇到的困难，孕育出最棒的宝宝。

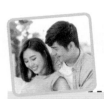

Contents |目录|

 |孕前篇|

| 怀孕篇 |

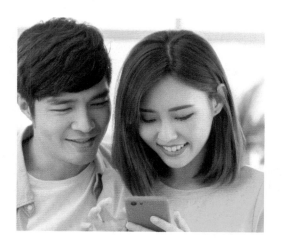

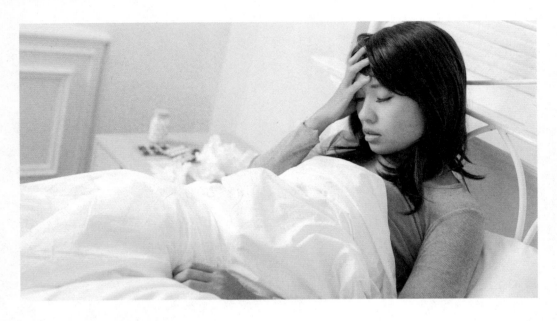

孕3月

孕4月

孕5月

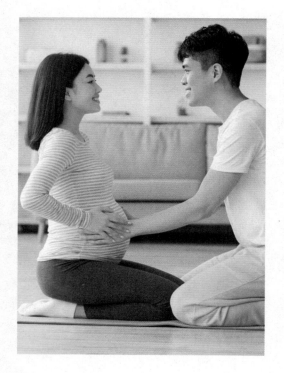

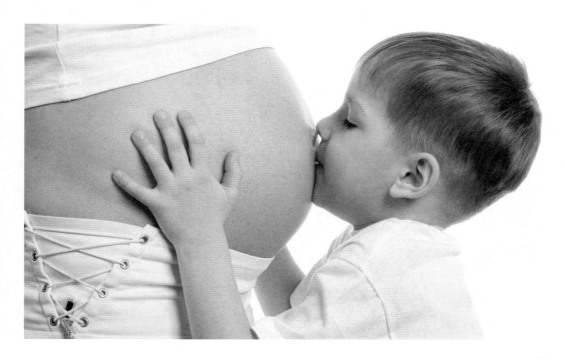

孕10月

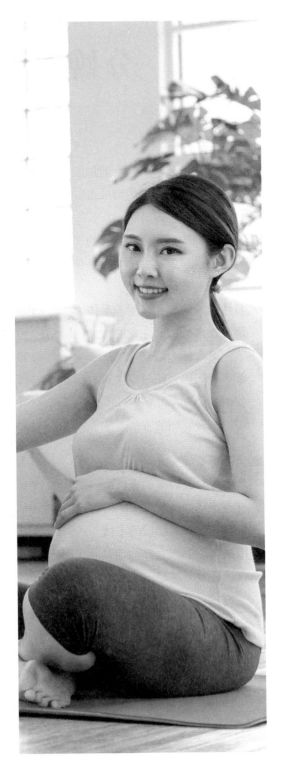

分娩篇

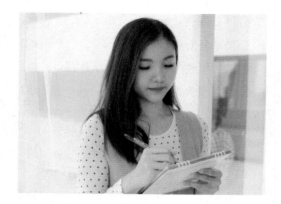

>>>

孕前篇

备孕常识

 ## 不要错过最佳生育年龄

孕育须知

建议准妈妈选择在24～29岁的最佳生育年龄怀孕生子，而准爸爸在27～35岁时生育条件最成熟。

更多了解

研究发现，女性到30岁时就已经消耗约90%的"卵子库存"。尽管超过30岁仍能排卵，但卵子质量下降，不利于优生优育。但若过早受孕，女性的子宫和骨盆还没有发育成熟，容易发生难产，而且胎宝宝会与仍在发育期的准妈妈争夺营养，这样对准妈妈的健康和胎宝宝的发育都是不好的。女性在24～29岁这一年龄段，身体发育完全成熟，卵子质量高，此时怀胎生育，分娩危险小，胎宝宝生长发育好，早产、畸形儿和痴呆儿的发生率低。

研究表明，男性在27～35岁时精子质量达到高峰，而且处于这个年龄段的男性智力成熟，生活经验也较丰富，同时更懂得关切、爱护妻子，有能力抚育好宝宝。而男性35岁后，体内的雄激素便开始下降，随着年龄增加，精子的基因突变率相应增高，精子的数量和质量都得不到保证，对胎宝宝的健康也会不利。

贴心提示

如果夫妻双方错过了最佳生育年龄，一定要做好孕前准备，注意孕期的营养补给和起居生活，这样生出优质宝宝的可能性才能大大增加。

适宜受孕的好季节

孕育须知

建议备孕准爸妈将受孕的时间定在7月下旬到9月上旬。

更多了解

❶ 如果准妈妈在7月下旬到9月上旬受孕，那么在怀孕40～60天发生早孕反应，出现

胃口差、挑食现象时，正好处在蔬菜、瓜果品种繁多的季节且避开了盛夏暑热对食欲的影响，比较有利于准妈妈度过早孕反应时期。

❷ 如果准妈妈在7月下旬到9月上旬受孕，天气不冷不热，准妈妈夜间睡眠受暑热或寒冷的影响小，睡眠时间和质量都能够有保证，均有利于胎宝宝大脑的发育和出生后的智力发展。

❸ 在7月下旬到9月上旬受孕后的两三个月正值晚秋、初冬，气候凉爽，准妈妈食欲渐增，对胎宝宝的生长发育十分有利。此时日照充足，准妈妈经常晒晒太阳，体内能产生大量维生素D，促进钙、磷吸收，有助于胎宝宝的骨骼生长。

❹ 在7月下旬到9月上旬受孕还可以让准妈妈在最为敏感娇弱的孕早期避开寒冷和空气污染较严重的冬季，等来年的初春携着风疹病毒、流感病毒等病毒而来时，准妈妈已达孕中期，胎宝宝已平安地度过了致畸敏感期。

❺ 相应的预产期为次年5～7月。宝宝出生时正好是风和日暖、气候适宜的春末夏初，对宝宝的护理和新妈妈的身体恢复也十分有利。

 贴心提示

准妈妈可以将计划受孕日期定在7月，因为谁也不能保证自己一次就"中奖"，所以需要给自己备留2个月的时间，直至9月。

✳ 最佳受孕时刻

孕育须知

21：00—22：00是同房受孕的最佳时刻，这与人体的身体功能变化是息息相关的。人体的生理和功能状态在一天24小时内是不断变化的。

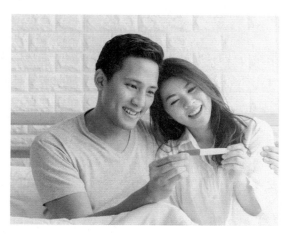

更多了解

7：00—12：00，人体的身体功能状态呈上升趋势。

13：00—14：00，是白天里人的身体功能最低的时刻。

17：00—23：00，人体的身体功能状态再度上升。

21：00—22：00，是大多数人睡觉的时间，又正好处于人体的身体功能状态上升的时期，最适合同房。同房后，女性长时间平躺睡眠有助于精子游动，还可增加精子与卵子接触、相遇的机会。

23:00后，人体的身体功能状态急剧下降。

不宜受孕的时间

孕育须知

在一些特殊时间段受孕，对胎宝宝会有一定的不良影响，比如患病期、蜜月期、旅途劳顿期、情绪不佳期，准妈妈最好避开这些不利于受孕的时间段。

更多了解

患病期：疾病会影响体质、精子和卵子的质量、宫内着床环境。患病期间服用的药物也可能对精子和卵子产生不利影响。因此，准爸妈中如果有人患急性病，须等身体康复、停药并征得医生同意后再考虑受孕为宜。

蜜月期：不要在新婚时马上受孕。办理婚事前后，准爸妈身体一般处于过度疲劳状态，加之新婚夫妇性生活频繁，影响到精子的质量与卵子的状态，故准爸妈应该在婚后休息一段时间，待身体状态恢复正常后再受孕。

旅途劳顿期：准爸妈在旅游途中往往生活起居、饮食没有规律，饥饱无常，营养不均，睡眠不足。加上过度疲劳和旅途颠簸，如果受孕，可影响受精卵生长或引起子宫收缩，易导致流产或先兆流产。

情绪不佳期：情绪与健康息息相关，还可影响精子和卵子的质量。如果准妈妈在情绪不佳时期受孕，不良的情绪刺激可影响准妈妈的激素分泌，进而影响胎宝宝生长发育，甚至导致流产。因此，情绪不佳时要暂时避免受孕，待精神愉快时受孕为佳。

贴心提示

预期受孕时间如果恰逢节假日是有利的，这样准爸妈相处的机会比较多，有足够的时间去准备。但如果节假日应酬多，走亲访友多，容易影响精子和卵子的质量，就不宜受孕，比如春节期间。

注意遗传率较高的几种疾病

孕育须知

宝宝与爸爸妈妈总有许多相似之处，如高矮、胖瘦、肤色深浅……这些都与遗传有关。同时，还有很多疾病的发生也与遗传有着密切的关联。

更多了解

疾病名称	遗传规律	预防措施
高脂血症 高血压 心脏病	如果爸爸妈妈双方中的一个患有高脂血症、高血压或心脏病，宝宝的患病概率会高于一般水平	坚持定期做相关检查，并注意防范
过敏	如果爸爸妈妈中有一方是过敏性体质，或是对某些东西过敏，如海鲜、花粉等，那么宝宝也可能对同样的东西过敏	减少与过敏原的接触
过敏性鼻炎	爸爸妈妈如果有一人患有过敏性鼻炎，其下一代也有较高概率患此病；双亲皆有过敏性鼻炎时，遗传概率更高	不要在宝宝面前吸烟，减少环境对宝宝鼻腔的刺激；母乳喂养的时间不少于3个月
近视	如果爸爸妈妈都是高度近视，特别是在儿童期视力就有问题的爸爸妈妈，后代近视的概率很高	从宝宝1岁起，每年做个常规的眼睛检查，并注意保护宝宝的眼睛
肥胖症	如果爸爸妈妈中有一方患肥胖症，宝宝患肥胖症的可能性也大；如果爸爸妈妈双方都患有肥胖症，宝宝患肥胖症的概率更高	孕前尽量将体重控制在正常范围之内

应进行遗传咨询

孕育须知

遗传咨询是指由医生解答咨询者提出的关于遗传方面的问题，并对其生育给予科学指导。通过咨询，咨询者可以了解如何阻断遗传病的延续，减少遗传病患儿的出生，保证后代身体健康。

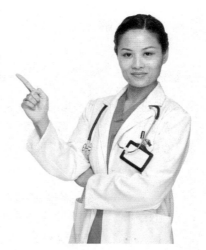

更多了解

建议属于以下情况的准爸妈最好能进行遗传咨询。

❶ 有某种遗传病或有遗传病家族史。

❷ 患有不明原因畸形。

❸ 存在不明原因的智力低下。

❹ 原发不孕。

❺ 有不明原因的习惯性流产、早产、死胎史。

❻ 生育过新生儿溶血病患儿者。

❼ 生育过有遗传病或先天畸形患儿者。

❽ 高龄准爸妈。

血型的遗传规律

孕育须知

准爸妈已知自己的血型，可以按照血型遗传规律来推测出胎宝宝的血型。

更多了解

一般情况下，人的血型按ABO系统可分为A型、B型、O型和AB型四种。下表是各种血型的准爸妈对应的胎宝宝的血型。父母如为顺式AB血型、孟买血型，则遗传规律与下表中的规律不符。

爸爸妈妈血型	子女可能血型	子女不可能血型
A和A	A, O	B, AB
A和O	A, O	B, AB
A和B	A, B, AB, O	—
A和AB	A, B, AB	O
B和B	B, O	A, AB
B和O	B, O	A, AB
B和AB	A, B, AB	O
AB和O	A, B	AB, O
AB和AB	A, B, AB	O
O和O	O	A, B, AB

血型不合应考虑检查抗体

孕育须知

血型系统有数种，ABO及Rh血型不合较常见，均可能造成孕期胎宝宝同族免疫性溶血，胎宝宝发生新生儿溶血病。

更多了解

ABO血型不合是指准妈妈的血型是O型，准爸爸为A、B或AB型血型，所怀的胎宝宝是A、B或AB型血型。当准妈妈体内有抗A或抗B抗体存在时，抗体可以通过胎盘进入胎宝宝体内，使胎宝宝的A、B或AB型的血细胞受到破坏，发生新生儿溶血病。

Rh血型不合是指准妈妈血型为Rh（－），而准爸爸及胎宝宝均为Rh（＋），准妈妈体内Rh抗体进入胎宝宝体内可引起Rh血型不合的溶血。Rh血型不合的溶血一旦发生，就较为严重，但第一次怀孕一般不会发生。

因此，有ABO血型不合者，孕前可查准妈妈体内抗A、抗B抗体的情况，如果没有抗A、抗B抗体，或抗体滴度不高，可以受孕。而有Rh血型不合者，第一次受孕一般不会发生新生儿溶血病，若准妈妈既往有过流产史或生过宝宝，一定要查体内Rh抗体，若为Rh抗体阳性且滴度较高，就不宜受孕，否则发生严重新生儿溶血病的可能性较大。

外貌及身体特征的遗传规律

孕育须知

宝宝的外貌与身材通常与爸爸妈妈比较相似，这就是遗传。

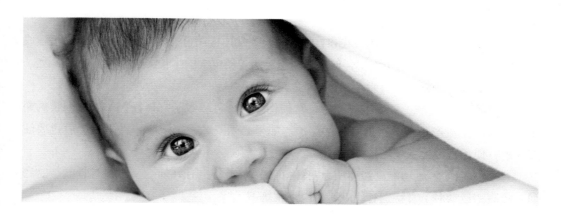

更多了解

身体特征	遗传规律
肤色	它总是遵循爸爸妈妈"中和"色的自然法则，若爸爸妈妈一方白、一方黑，那么子女一般是不白不黑的"中性"肤色，若爸爸妈妈皮肤都比较黑，子女一般不会很白
双眼皮	双眼皮是显性遗传，有的宝宝初生时为单眼皮，可能以后也会自然变成双眼皮
瞳孔	黑色瞳孔等深颜色瞳孔相对于浅颜色瞳孔而言是显性遗传，宝宝的瞳孔颜色会偏向深色的一方
下颚	下颚的形状极易遗传
身高	人体身高70%～80%由遗传基因决定，而另外的20%～30%则与营养和运动有关
声音	通常，男孩的声音像爸爸，女孩的声音像妈妈，声音通过后天的发声训练能改变
萝卜腿	这是可以矫正的腿形，但腿的长度改变不了

✳ 准妈妈保养子宫的生活细节

孕育须知

子宫是孕育胎宝宝的场所。当受孕成功后，受精卵会由输卵管进入子宫，植入子宫内膜，并利用子宫内膜滋养层的养分作为胚胎早期发育的营养。

更多了解

子宫位于骨盆腔中央，在膀胱和直肠之间，下端连接阴道，两侧有输卵管和卵巢。成年女性的子宫只有成人拳头大小，但神奇的是，随着胎宝宝的生长，子宫也会随之膨大。

准妈妈保养子宫应在日常生活上注意以下细节。

❶ 避免人工流产。做人工流产对子宫损伤很大，可导致子宫口损伤、子宫内膜病变等。不做人工流产是对子宫最基本的保护。如果必须要做人工流产，人工流产后也要注意休息，使子宫慢慢恢复。

❷ 勤做运动。运动能增强体质，身体好了，对子宫也有好处。一些针对骨盆、盆底肌、腰腹的运动对子宫特别有好处，可以经常练习。

③注意保暖。子宫怕冷，若长期受寒，对怀孕不利。

妇科疾病要及时处理

孕育须知

白带的量、颜色、气味等发生改变，如白带增多，呈乳白色黏液或淡黄色脓性液，同时伴有腥臭味，都表示存在妇科疾病，需要及时处理。

更多了解

妇科疾病的表现包括但不限于以下三点。

①白带异常。白带量加大，颜色不同于以往，都要引起注意。

②外阴瘙痒、阴道灼痛、下腹坠痛、腰酸乏力等身体不适，可能是妇科疾病所致。

③月经失调。月经周期改变，提前或推迟一周以上，经期延长超过一周，出血断断续续，经血颜色变化，都属于异常。

日常生活预防妇科疾病须注意以下四点。

①保持外阴清洁。如果白带正常，没有任何感染，就不用使用各种女性冲洗液，以免破坏阴道天然防护屏障，导致生殖系统易滋生细菌。

②穿棉质透气的裤子。平时尽量穿棉质透气的内、外裤，保持干燥。如果分泌物不多，尽量不要用卫生护垫，如果使用就一定要勤更换。

③定期进行妇科检查。

④保持精神愉快，增强免疫力，避免滥用抗生素。

贴心提示

女性生殖系统健康是生育宝宝的必要条件，任何一部分出了问题都有可能导致怀孕计划落空。所以，女性要爱惜自己的身体，注意生殖器官卫生，定期体检，一旦发现异常现象，应及时去医院诊治。

准爸爸保养睾丸的生活细节

孕育须知

睾丸位于准爸爸的阴囊内，左右各一个，是生成精子的地方。睾丸每天可产生上亿个精子，这些精子需要大约90天才成熟，然后储存在精囊内，等待射精的发生，然后通过输精管排出体外。

更多了解

保养睾丸的日常生活小细节。

❶ 睾丸怕热，准爸爸应少去桑拿房、蒸汽浴室，少进行过热的水浴，以免高温伤害睾丸，影响精子生成。

❷ 准爸爸可在洗澡时或睡前双手按摩睾丸，方法是：用拇指轻捏睾丸，顺时针、逆时针各按摩10分钟，长期坚持必有益处。如在按摩时发现有异常疼痛感，可能是睾丸炎或附睾炎，请及时到医院检查。

❸ 睾丸的活力与年龄有极大的关系，因此男性要注意适龄孕育。男性最佳生育年龄为27～35岁。

❹ 对于成年男性来说，睾丸的活力是影响生育能力的重要因素，因此，已婚多年未育男性应该到医院详细检查一下睾丸，看看有没有异常。

贴心提示

为了保证精子的质量和活动力更高，建议准爸爸射精次数不要太频繁，以2天一次或3天一次为宜。

 了解受孕的过程

孕育须知

有了合适的"硬件"，把握了好时机，成熟、健康的精子和卵子就能够顺利地相遇，形成受精卵，到达子宫后着床安家，这整个过程就是受孕过程。

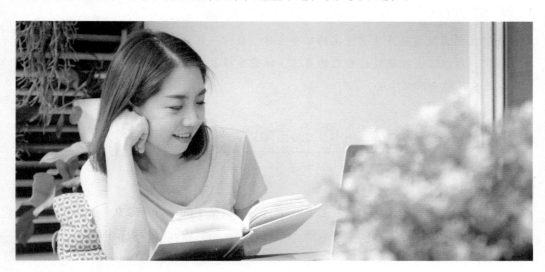

更多了解

步骤	受孕的具体过程
第一步：排卵	在一个月经周期中，原始卵泡大约2周最终完全成熟从而破裂，排出卵子，这就是排卵，卵子从卵巢排出后进入输卵管，然后在输卵管中存活2～3天，以等待与精子的相遇，不能相遇便会萎缩凋亡
第二步：精子的历险	性交时，精子从附睾内随分泌物射出，每次大约2亿个精子，但只有数十个精子有幸进入子宫，它们只有1～3天的寿命，最终能遇到卵子的只有少数几个，而最终能与卵子结合的只有一个，没能遇到卵子的便会自然凋亡
第三步：相遇	在排卵日前后数天的时间性交，精子和卵子就有可能在输卵管壶腹部相遇，最终只有一个速度最快、最强壮的精子与卵子结合。当一个精子进入卵子后，卵子立即就会释放一种化学物质将自己包围起来，将其他精子阻挡在外，然后形成一个新的细胞，这个细胞被称为受精卵，这个过程被称为受精。如果准妈妈同时排出2个或2个以上的卵子，可能形成双胎或多胎
第四步：一颗"种子"发芽了	精子进入卵子以后，"尾巴"消失了，"头部"膨大起来，与卵子结合形成一个含有46条（23对）染色体的细胞，即受精卵。其中，23条来自准爸爸，23条来自准妈妈。数小时后，这个细胞开始复制遗传物质，形成桑葚胚。桑葚胚慢慢向宫腔侵入，直至7～8天着床，逐渐发育成胚胎，生命之旅由此开始

直接简单的排卵检测试纸

孕育须知

　　排卵检测试纸能在很大程度上帮助准妈妈进行怀孕时机的选择。排卵检测试纸很容易买得到，一般药店或医院都有出售。

更多了解

　　排卵检测试纸通过一个简单的尿样检查，就可以提前20～44小时准确检测到排卵时间。

　　这种检查方法可以在家里进行。其做法是取晨尿，将一个试纸浸入尿样，如果准妈

11

妈体内黄体生成素含量增加，则试纸会变颜色，且颜色比对照线颜色深，这就表明即将排卵。

这种方法与基础体温法相比，直接而又简单，在排卵之前就能预测排卵时间。而基础体温法则是回顾性的，排卵后体温升高了，这时准妈妈才知道排卵了。

 排卵时的信号

孕育须知

通过观察身体发生的某些变化也可以感知排卵的到来，如果准妈妈平时对身体变化比较敏锐，通过观察排卵信号来预测排卵期也不失为一个好方法。

更多了解

● 信号1：白带拉丝

随着原始卵泡的不断成熟，准妈妈逐渐进入排卵期，白带会增多，且变得越来越稀薄、清亮。到了两次月经的中间时期，即排卵前1~2天，阴道会变得越来越湿润，白带不仅增多，而且像鸡蛋清一样清澈、透明，能够拉出很长的丝。这样的情况一般会持续3~5天，预示着准妈妈此时正处于排卵期。此后白带会逐渐减少，同时变得黏稠、浓浊，不再能拉丝。

● 信号2：腹痛

有些准妈妈痛觉比较敏锐，排卵时会感到下腹部，尤其是右侧下腹部隐隐作痛，有的准妈妈只痛短短几分钟，有的准妈妈则可以持续几小时，甚至还有人会出现剧烈疼痛，这可能正是排卵的信号。

● 信号3：出血

在两次月经的中间时期，少数女性会出现阴道少量出血，一般持续半天或几天，有的可伴有轻微腹痛或腰酸，医学上称之为"排卵期出血"。

引起排卵期出血的原因是卵泡破裂或排卵后雌激素水平下降，不能维护子宫内膜的正常生长而发生子宫内膜突破性出血。但若经常出现排卵期出血且伴随有异常症状（如出血量多、腹痛难忍等），建议准妈妈去医院进行诊治。

贴心提示

排卵期出血量极少的情况下是可以同房的，且不影响受孕，但如果是病理性排卵期出血（如出血量多、腹痛难忍等），准妈妈最好去医院就诊，待治愈后再同房，否则容易引起感染。

✳ 禁欲影响精子质量

孕育须知

　　准爸爸为了更快要宝宝而选择禁欲的方式，试图在排卵期一举而中的想法是不可取的。研究发现，精子数量低的男性，在持续禁欲后，精子数量虽然增加，但质量却逐步下降；而精子活动力本就差的男性，长时间禁欲不但不会增加精子的数量和活动力，还会增加畸形精子的比例。

更多了解

　　从生殖生物学角度来看，精子在睾丸内生成后就进入附睾，差不多有一半会在到达附睾尾之前就老化、分解，进而被吸收，到达存储和成熟的最佳部位的另一半，其生命力维持也有限，即会逐渐老化。

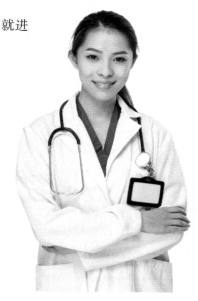

　　男性长时间禁欲会让精子失去活动力，最后在输精管内解体，使老化精子的比例不断扩大。所以，从增加受孕的机会看，禁欲太久是不利的，而且同房次数太少，精子与卵子相遇的机会也少，这样做对于怀孕来说也是不利的。

　　当然，准爸爸也不必过于担心，毕竟精子成长大约需要3个月，如果能改变一些生活习惯，就能立竿见影地提高精子质量和数量。

贴心提示

　　一般来说，20～29岁的人，10天中可性交8次；30～39岁的人，3天1次为好；40～49岁的人，5天1次为好。

✳ 同房多久可以测出怀孕

孕育须知

　　一般同房后最快10天就可以用早孕试纸检查出是否怀孕，为了保险起见，在同房后3个月内最好到医院做检查，以确保结果的准确性。

更多了解

几种常用的验孕方法。

验孕方法	验孕时间	注意事项
早孕试纸测试法	同房后14天进行检测	1.购买时要注意包装盒上的生产日期和保质期，不要使用过期的试纸 2.操作之前要仔细读试纸使用说明，了解正确的使用方法，按照说明去操作 3.为了让结果可信些，最好还是在月经推迟2周后再做检测。用早起第一次排出的尿液检测，测出的结果最准确 4.如果验孕后出现阳性（有两条色带），则表示可能怀孕了，如果出现弱阳性（一条深、一条浅的色带），也要考虑怀孕的可能性。最好再去医院检查，确认是否怀孕
B超检查	最早在孕5周时	最早在怀孕第5周，就是月经迟到一周时可检查，检查时在B超显示器上能看见子宫内有圆形的妊娠囊。B超检查也能判断胚胎发育是否正常
妊娠试验（尿检）	最早在受孕后10多天即能检测出来	同房后14天左右，凡是尿液中检查出人绒毛膜促性腺激素（hCG）的，正常情况下，可诊断为怀孕，用这种方式可较早判断怀孕与否，因此也叫妊娠试验。最好结合B超等综合考虑，以免误诊

✳ 怀孕的早期信号

孕育须知

准妈妈如果怀孕了，身体会有一些比较明显的信号，根据这些信号，准妈妈可以初步判断自己是否怀孕，并做进一步的检查。

更多了解

月经没来：假如平时月经很准时，而这个月的月经一直没来，且时间超过10天，就要怀疑是否怀孕了。

容易疲惫：由于激素分泌的影响，女性怀孕后会显得疲惫无力，对什么事都提不起劲。如果平日里精力充沛的准妈妈突然有这种迹象，就要考虑是不是怀孕了。

尿频：怀孕初期，增大的子宫压迫膀胱引起尿频，有时甚至每小时一次。

早孕反应：一般人在怀孕后40天左右（即停经后的10天左右）就会出现早孕反应，早孕反应常发生在早晨起床后，表现为恶心、呕吐、反酸、食欲下降、挑食等。

乳房、乳头变大，乳晕颜色变深：如果准妈妈已经怀孕 1 个月左右，那么两侧乳房与乳头均会变大，并不时地发胀且伴以轻微的刺痛，乳晕的颜色也会加深。

 贴心提示

准妈妈要养成记录自己月经日期的习惯，可在日历上做上记号，包括和准爸爸同房的日期，这样能第一时间知道自己的受孕情况。

孕前体检

孕前体检有利于优生

 孕育须知

孕前体检能帮助准爸妈在医生的指导下有计划地进行怀孕，在孕前检查出有任何的不利于怀孕的疾病或情况，都能让准爸妈有机会、有时间选择对受孕和未来孕期没有伤害或伤害最小的方案，尽可能生出最优质的宝宝。

更多了解

孕前体检可以让准爸妈做到明明白白怀孕，安安全全优生。

通过孕前体检和优生优育指导，可以使准爸妈了解自身孕前的健康状况，查找相关的高危因素，了解是否能安全怀孕，并对影响优生优育的因素进行孕前干预，减少流产、妊娠期并发症等的发生，以保障准妈妈的健康。

通过孕前体检，保障优生优育，有利于营造和谐幸福的家庭，也有利于提高人口素质，实现人与社会全面协调可持续发展。

准妈妈孕前体检内容

 孕育须知

准妈妈在确定要宝宝之后都应去医院做一次全面的孕前体检，并根据体检结果调整自身的健康状态，以消除健康隐患，怀上最棒的宝宝。

更多了解

准妈妈孕前体检的内容。

检查项目	检查方法	检查目的
TORCH 筛查	静脉抽血	检查风疹病毒、弓形虫、巨细胞病毒等。因为准妈妈怀孕后易感染上风疹病毒、弓形虫、巨细胞病毒等，一旦感染，特别是孕早期，可能会引起流产或胎宝宝畸形
肝功能	静脉抽血	如果准妈妈是肝炎患者，怀孕后会造成胎宝宝早产等后果，肝炎病毒还可直接传播给宝宝，所以要提前确诊
尿常规	尿液检查	检查准妈妈的肾脏功能，有助于肾脏疾病的早期诊断
口腔	口腔科检查	检查牙齿是否健康，不健康要及早治好，该修补的修补，该拔掉的拔掉
内分泌	静脉抽血	诊断月经失调等疾病，为受孕和孕期做好健康准备
ABO溶血	静脉抽血	女性血型为O型，丈夫为A型、B型或AB型，或者有不明原因流产史的女性，应该做血型和ABO溶血滴度检查，以避免宝宝发生新生儿溶血病
染色体	静脉抽血	检查遗传病，特别是有遗传病家族史的必须做这项检查，避免遗传病遗传给下一代
生殖系统	外阴部直观检查、取阴道内白带检查、妇科B超	检查是否有妇科疾病，并根据检查结果确定适宜怀孕的时间。如患有性传播疾病，最好先彻底治疗，然后再怀孕，否则会引起流产、早产

贴心提示

做阴道检查时，医生会将涂了润滑剂的鸭嘴形状的窥阴器伸入准妈妈的阴道内，检查过程中，准妈妈要深长地呼吸，尽可能放松，越紧张越容易引起疼痛的感觉，并影响检查效果。

准爸爸孕前体检内容

孕育须知

准爸爸的健康同样决定着宝宝的健康，所以准爸爸最好也能在孕前陪同准妈妈一起做个体检。除了需要全面的身体检查外，准爸爸孕前重点检查的是精液。

更多了解

在获取精液时需要注意以下事项。

❶ 在采取精液的前3~7天，准爸爸应暂停性生活。

❷ 采集的精液必须是全部精液，并于采集后2小时内送检。转运途中应维持其与体温同温。

目的：通过精液检查得知准爸爸精子的数量、活动力、形态、存活率等，以判断准爸爸生育能力的强弱。同时，可辅助诊断男性生殖系统疾病。

由于男性精液检查结果的波动范围较大，加上化验方面的差异，因此一般精液检查至少要进行3次，每隔1~2周进行一次。

贴心提示

孕前体检和婚前体检在内容上有一些相近，但重点不同。在准备怀孕的时候，最好不要因为做过了婚前体检就不再做孕前体检。

 ## 预防妊娠性龈炎

孕育须知

准妈妈孕前最好抽空去医院做一次口腔检查，因为怀孕会使准妈妈的口腔疾病增多，如果口腔有问题，应治愈后再怀孕，否则孕期口腔问题会带来不小的痛苦和麻烦。

更多了解

由于准妈妈体内的孕激素增多，使牙龈毛细血管扩张、弯曲、弹性减弱、血液淤滞，很容易引发妊娠性龈炎，如果口腔卫生差、有牙垢、牙排列不整齐或孕前牙问题多，更容易导致准妈妈发生妊娠性龈炎。

孕前看牙医主要解决的问题有以下两点。

❶ 清除牙结石、牙菌斑，减少妊娠性龈炎、牙周炎的发生。

❷ 治疗龋齿、楔状缺损、死髓牙、牙髓炎、根尖周炎，以防牙槽脓肿的发生。

孕前怎样进行口腔保健？

❶ 每次进餐后都需要漱口或刷牙，养成使用牙线清洁牙面的好习惯。

❷ 正确的刷牙方法：上牙从上向下刷，下牙从下向上刷，牙内外都要刷到，各区牙齿应反复刷洗10~20次。

❸ 有龋齿的准妈妈应选用抑制细菌的牙膏，或服用适量的维生素D，维生素D具有抗菌及限制牙釉质的无机盐排出的作用。

④饮食均衡，多吃富含维生素C的水果和蔬菜，多喝牛奶。

患乙型肝炎（乙肝）要掌握生育时机

孕育须知

乙肝女性患者是可以生育的，不过首先要掌握好生育时机。一般认为，如果乙肝患者肝功能检查保持半年以上正常，身体感觉良好，食欲正常，体力充沛，就可以怀孕。

更多了解

乙肝女性患者如果实验室检查乙肝病毒复制指标为阴性时怀孕更好。如果患者属于乙肝病毒携带者，长期随访检查肝功能始终正常，B超检查不提示肝硬化，也可以考虑怀孕。

此外，研究表明，乙肝病毒也可通过父婴传播。患有乙肝的男性，其精子中可检出乙肝病毒DNA，使后代成为乙肝患者或乙肝病毒携带者。因此，无论男女任何一方患有乙肝，都应进行积极治疗，在医生指导下进行生育。

贴心提示

乙肝患者一旦怀孕，应立刻停止使用具有肝毒性的药物，并坚持高蛋白质饮食和充分休息，加强孕期及产后对宝宝的监护。

患这些疾病须谨慎怀孕

孕育须知

孕前，准妈妈一定要量一下血压，检查一下心脏，因为患高血压或心脏病的准妈妈怀孕风险比较高，须谨慎怀孕。

更多了解

高血压：高血压是一种有遗传倾向的疾病，因此，计划怀孕的准妈妈，尤其是家族有高血压疾病史者，在准备怀孕时一定不要忘记测量血压。如果准妈妈已经知道自己有高血压，在怀孕之前，须经心血管专家进行全面检查、评估，以明确能否怀孕。如果医生同意怀孕，怀孕后也要注意控制血压，以降低胎宝宝生长受限、流产、早产等发生的概率。

心脏病：凡有呼吸困难、易疲劳、心慌心悸症状的准妈妈应检查心脏，确诊为心脏病的应在怀孕前进行治疗。心脏病症状不严重的准妈妈，在征得医生同意之后，应选择有心脏病专业医生的医院，在医生指导下怀孕。

此外，先天性心脏病有一定的遗传倾向，为避免将先天性心脏病遗传给胎宝宝，先天性心脏病女性患者一定要谨慎怀孕。

贴心提示

如果患高血压或心脏病的准妈妈怀孕了，应立即到医院进行检查，以确定血压或心脏功能情况，分析是否能够经受怀孕和分娩所带来的负担。若经医生检查，准妈妈的血压或心脏功能不能胜任怀孕和分娩的，要考虑终止妊娠。

孕前须注射的几种疫苗

孕育须知

我国目前还没有专为女性设计的怀孕前免疫计划，专家建议准妈妈最好能打这两种疫苗：一种是乙肝疫苗，另一种是风疹疫苗。另外还有流感疫苗和水痘疫苗，建议准妈妈酌情选择。

更多了解

疫苗种类	接种时间
乙肝疫苗	乙肝疫苗最好从孕前11个月开始注射，即从第1针算起，在此1个月后注射第2针，在6个月时注射第3针
风疹疫苗	医生建议风疹疫苗至少应该在孕前3个月注射，为保险起见，准妈妈将注射风疹疫苗的时间提前到孕前8个月比较好，这样能给自己留出充足的时间，因为如果风疹病毒抗体消失，还可以在孕前3个月再次注射。准妈妈应在注射疫苗2个月后确认体内是否有抗体产生
流感疫苗	如果准备怀孕的前3个月刚好在流感疫苗注射期，则可以考虑注射。注意，如果准妈妈对鸡蛋过敏，则不宜注射流感疫苗
水痘疫苗	孕早期感染水痘，可能导致胎宝宝先天性水痘或新生儿水痘；孕晚期感染水痘，可能导致孕妇患严重肺炎甚至发生生命危险。建议没有接种水痘疫苗的准妈妈至少在孕前3个月接种水痘疫苗

贴心提示

准妈妈在接种疫苗前，应向医生说明自己以往和现在的健康情况以及过敏史等，以便于医生决定准妈妈是否适合注射此疫苗。此外，准妈妈必须在确定自己没有怀孕的基础上注射疫苗，如果接种后短期内发现怀孕，应立即请医生进行全面的检查。

防胎宝宝畸形的 TORCH 筛查

孕育须知

孕前TORCH筛查就是要了解准妈妈在怀孕前对弓形虫、风疹病毒、巨细胞病毒等的免疫状况，同时根据检测结果来评估怀孕后胎宝宝可能发生宫内感染乃至畸形、发育异常的风险，从而指导女性怀孕的时间及注意事项，尽可能保障优生。

更多了解

TORCH是指一组病原体：T指弓形虫，O指其他微生物，如柯萨奇病毒，R指风疹病毒，C指巨细胞病毒，H指单纯疱疹病毒。它们是准妈妈在怀孕过程中可能感染的主要病原体。准妈妈被其中任何一种病原体感染后，大多症状轻微，甚至无症状，但可垂直传播给胎宝宝，造成宫内感染，导致胚胎停止发育、流产、死胎、早产、先天畸形等，甚至可能影响到胎宝宝出生后的智力发育，造成终身后遗症。

TORCH血清学检测报告单的含义。

检测结果	意义
IgM阴性	表示准妈妈没有感染TORCH，可以怀孕
IgM阳性	表示准妈妈感染了TORCH
IgG阳性	表示准妈妈曾经感染过TORCH，或接种过疫苗，并且已产生免疫力，胎宝宝感染的可能性很小
IgG阴性	表示准妈妈以前没感染过TORCH也未接种过疫苗，所以身体内没有抗体，属易感人群，孕期最好重复IgG检查，观察是否转阳
IgM阳性、IgG阳性	表示准妈妈可能为原发性感染或再感染。可借IgG亲和力试验加以鉴别，以确定是否适宜怀孕
IgM阳性、IgG阴性	表示准妈妈近期感染过TORCH，或为急性感染；也可能是其他干扰因素造成的IgM假阳性。建议2周后复查，如IgG阳转，为急性感染，否则判断为假阳性

注：IgM表示近1~2月感染TORCH的情况；IgG表示既往感染TORCH的情况，看现在是否还存在免疫力。

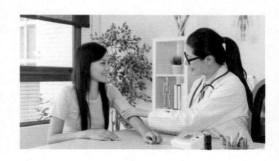

孕前饮食

测测自己是否缺乏营养

孕育须知

准妈妈在孕前补充营养很重要，其原因有二：一是如果准妈妈营养不良，可导致不孕；二是准妈妈在孕前营养不足，可导致怀孕后胎宝宝缺乏营养，从而影响胎宝宝的生长发育。孕前准妈妈可以根据一些身体信号做个简单测试，看看自己是否缺乏营养。

更多了解

身体信号	可能缺乏的营养素	调养方法
头发干枯、变细、易断，脱发	蛋白质、碳水化合物、脂肪酸、锌	1.每日保证主食的摄入量，米饭、馒头、面条等主食不能少 2.每日补充充足的优质蛋白质，如150克肉，1个鸡蛋，250毫升牛奶，同时可增加必需脂肪酸的摄入量 3.每周摄入2～3次海鱼，并可适当吃些牡蛎，以补充锌
舌炎、舌裂、舌水肿	B族维生素	1.主食须粗细搭配，菜品也最好荤素搭配，如果长期进食精细米面或长期吃素食，很容易造成B族维生素的缺乏 2.在均衡饮食的基础上可适当多吃含B族维生素丰富的食物，如麦片、燕麦、玉米等五谷杂粮以及芦笋、杏仁、猪瘦肉、蛋类、鸡肉、花生、牛奶、动物肝脏、洋葱、大蒜等 3.有吃素习惯的人，每日应补充一定量的B族维生素
牙龈出血	维生素C	1.每日应进食新鲜蔬菜和水果，最好能摄入500克左右的蔬菜和2～3个水果，蔬菜以热炒和凉拌为好 2.平时多吃含维生素C丰富的食物，如菠菜、番茄、橘子、橙子等新鲜的蔬菜和水果

孕前饮食须侧重补充微量元素

孕育须知

准备怀孕的准妈妈除了要侧重补充叶酸外，还应侧重补充微量元素。

更多了解

锌：锌可以提高机体的免疫能力，促进神经细胞的正常发育，与宝宝的健康及智力发育关系密切，而且锌可以促进宝宝味细胞的正常发育，使宝宝拥有好的胃口。准妈妈在怀孕前后，尤其怀孕后不应偏食，准妈妈只要不偏食，一般都不容易缺锌。含锌较丰富的食物有瘦肉、动物肝脏、蛋、奶制品、可可、莲子、花生、芝麻、核桃等。

铁：人体缺铁容易出现缺铁性贫血。如果准妈妈孕前贫血，容易导致宝宝出生后红细胞体积比正常宝宝的红细胞体积小，血红蛋白水平也低。准妈妈应适当多食一些含铁丰富的食物，如黑木耳、海带、芹菜、韭菜、芝麻、大麦、糯米、小米、黄豆、赤小豆、蚕豆、绿豆、动物肝脏、蛋黄等，特别在动物肝脏、蛋黄中，铁含量更为丰富。

碘：碘是合成甲状腺激素的重要原料，碘缺乏必然导致甲状腺激素减少，造成胎宝宝发育期大脑皮质中主管语言、听觉和智力的部分不能得到完全分化和发育，增加胎宝宝出生后呆小病的发病可能。目前，呆小病尚无特效的治疗方法，所以必须重视预防。准妈妈平时饮食上应适当多吃一些含碘较多的食物，如海带、紫菜等。

锰：准妈妈缺锰可能会使后代产生多种畸变，尤其是对骨骼的影响最大，宝宝出生后常出现关节严重变形，而且死亡率较高。缺锰还会造成显著的智力低下。一般说来，合理摄入谷类和蔬菜的人不会发生锰缺乏，但如果经常吃加工得过于精细的米面，或以奶制品、肉类为主食时，往往会造成锰摄入不足。孕前应适当多吃些谷类和蔬菜。

通过食补补充微量元素，效果可能来得比较慢，准妈妈可以从孕前3个月起就开始服用专门针对孕妇的特殊需要而研制的微量营养素补充剂，但不可自行滥补，应在医生指导下服用，微量元素补充过量也会危害身体健康。

孕前补钙，生个强壮宝宝

孕育须知

钙是促进人体骨骼发育的重要营养素，准妈妈孕前就补充足够的钙，可预防孕期因钙摄入不足而出现疲乏、倦怠、小腿肌肉痉挛等现象，也有利于胎宝宝骨骼发育，使胎宝宝出生后身体发育更好，长得更高。

更多了解

怎样科学地补钙？

补钙需要持之以恒，才能收到明显的效果，而且补钙的方式也十分重要。钙要怎么补？这里向大家介绍两种方式——食补和药补。

食补：多喝豆浆和牛奶，多吃鸡蛋、豆制品、海带、紫菜、虾皮、芝麻、山楂等含钙量高的食物。

药补：通常，食补被认为是补钙最理想的方式，但是中国人每日膳食平均钙摄入量约为400毫克，而中国营养学会推荐量为800～1 000毫克。可见要满足钙的正常摄入量，还须另外补充400～600毫克的钙。所以建议准妈妈孕前咨询并选用一种合适的钙剂。

✱ 孕前补叶酸，降低神经管缺陷发生率

孕育须知

准备怀孕的准妈妈最好从孕前3个月开始科学地补充叶酸，这样可大大降低胎宝宝神经管缺陷发生率。此外，孕前及孕期坚持补充叶酸，还可防止胎宝宝体重过轻、早产、唇裂及腭裂等。

更多了解

孕3～6周是胎宝宝中枢神经系统生长发育的关键时期。如果在此关键时期补充胎宝宝神经发育所需的关键营养素——叶酸，可使胎宝宝神经管缺陷发生率大大降低。孕期持续补充叶酸则能帮助预防贫血和满足胎宝宝营养需要。所以，准妈妈最好从孕前3个月（最迟孕前1个月）就开始补充叶酸直至孕早期结束，有条件的话，建议整个孕期都坚持服用。

如果准妈妈孕前没有补充叶酸也不用过分担忧，从发现怀孕时开始补充叶酸仍然可以减少胎宝宝发育异常的发生。

贴心提示

准爸爸适当摄入叶酸能提高精子质量，所以准爸爸在备孕期最好也补充叶酸。

科学地补充叶酸

孕育须知

建议准妈妈从孕前3个月开始，直到怀孕后3个月，每天坚持补充0.4～0.8毫克叶酸。

更多了解

叶酸的摄入并非越多越好，世界卫生组织推荐准妈妈每日摄入叶酸400微克，即0.4毫克。如果过量摄入叶酸（每天超过1毫克），反而会干扰准妈妈的锌代谢，影响胎宝宝的发育。

需要注意的是，如果准妈妈在孕前有长期服用避孕药、抗惊厥药史，或是曾经生下过神经管缺陷的宝宝，则须在医生指导下，适当调整每日的叶酸补充量，并注意增加富含铁质、维生素B_{12}和叶酸的饮食。

准爸爸补叶酸通过食补即可。

贴心提示

叶酸是一种水溶性维生素，是一种人人都需要的营养素。在正常饮食下，每日服用0.4毫克的叶酸片，可维持体内叶酸水平，这种小剂量的增补剂一般不会过量。准妈妈服用叶酸3个月后即使没有如期受孕，也可以继续补充直至怀孕。

巧用食物补充叶酸

孕育须知

很多天然食物富含叶酸，包括豆类、深绿色蔬菜（比如西蓝花、菠菜、芦笋等）、葵花子、花生和花生酱、柑橘类水果和果汁、豆奶和牛奶等，准妈妈可以适当多摄入，以保证每天身体所需的叶酸量。

更多了解

富含叶酸的蔬菜：莴苣、菠菜、番茄、胡萝卜、青菜、龙须菜、花椰菜、油菜、小白菜、扁豆、蘑菇等。

富含叶酸的水果：橘子、草莓、樱桃、香蕉、柠檬、桃子、李子、杨梅、枣、山楂、石榴、葡萄、猕猴桃、梨等。

富含叶酸的动物食品：动物肝脏、肾脏，禽肉，蛋类，牛肉，羊肉等。

富含叶酸的谷物：大麦、米糠、小麦胚芽、糙米等。

富含叶酸的豆类：黄豆、豆制品等。

富含叶酸的坚果：核桃、腰果、栗子、杏仁、松子等。

要想通过食物来补充叶酸，做菜时要注意一些烹调习惯，以最大限度减少叶酸的流失，因为叶酸容易受光和热的影响而失去活性，使得食物中叶酸的成分大大损失。一般蔬菜要尽量吃新鲜的，贮存得越久，叶酸损失就越多；烹调方式最好采用蒸、炒的方式，避免长时间炖、煮等。

 ## 补充叶酸的食谱推荐

♡ 水果酸奶

原料：香蕉、猕猴桃、草莓等水果各适量，酸奶一杯。

做法：香蕉去皮，切成小方块；猕猴桃去皮，切成小方块；草莓洗净，去蒂后切成4块（还可以选择橘子、樱桃、柠檬、桃子、李子、杨梅、枣、山楂、石榴、葡萄、梨等富含叶酸的水果随意搭配）。把切好的水果放入碗内，淋上酸奶，以没过水果为好，拌匀即可。

♡ 莴笋木耳炒鸡蛋

原料：莴笋1根，鸡蛋2个，木耳2朵，盐、味精适量。

做法：将莴笋去皮、去叶，洗净切成丝；鸡蛋打入碗内调成蛋液；木耳洗净切成细丝。起锅热油，倒入蛋液，炒成松散蛋块，放入木耳丝、莴笋丝、盐，炒熟，然后调入味精炒匀即可起锅。

♡ 香菇油菜心炒肉片

原料：油菜心300克，猪肉（瘦）150克，香菇（鲜）60克，盐、味精、酱油、料酒适量，姜、蒜适量。

做法：油菜心切成短段，炒熟上碟；猪肉（瘦）切片，加盐、味精、酱油、料酒腌10分钟；香菇（鲜）洗净切片；姜切片；蒜剁末。起锅热油，放入姜片爆香，倒入肉片、香菇片、蒜末炒至肉片将熟时，加入盐调味，下炒熟的油菜心，略炒上碟。

改掉不良的饮食习惯

孕育须知

要提醒准妈妈的是，改掉不好的饮食习惯，准爸妈的身体就会在不知不觉中一天比一天好，对准妈妈和胎宝宝均具有不可估量的益处。

更多了解

须纠正的饮食习惯	影响	建议
偏食、挑食	准爸妈长期偏食及以零食代替正餐，容易影响精子和卵子的质量，还会造成孕期营养缺乏，最好在孕前6~10个月开始纠正	每天都应吃各种食物，谷物、蔬果、豆乳类和鱼类、蛋类、肉类，每周还要适量食用一些坚果、菌藻类等食物
不吃早餐	早餐是一天中最重要的一餐，不吃容易营养不良	早餐应该包括富含纤维的全麦类食物，并搭配优质蛋白质类食物，如牛奶、蛋类及蔬菜和水果，如几片黄瓜或番茄
食物过精、过细	食物做得太精细，一是可能造成营养流失，二是一味吃细粮等太精细的食物，很容易导致维生素B_1的缺乏和便秘	科学的饮食方法是粗、细粮搭配着吃
吃过甜、过咸、过辣的食物	糖代谢过程中会大量消耗钙；过咸食物会使体内钠含量超标；辣椒、胡椒、花椒等调味品刺激性较大，多食会影响消化功能，引起便秘	在计划怀孕前3~6个月应停止吃过甜、过咸、过辣的食物

贴心提示

准妈妈备孕期间完全没有必要大吃大喝，只要比之前稍微注意一下，吃得稍微好点，补到怀孕时身体比之前好就行。如果突然大幅度增加进食量，容易造成消化不良和肥胖。

提高精子质量的食物

孕育须知

对备孕，不仅准妈妈须好好补养身体，准爸爸在备孕期间也要多吃一些有助于提高精子质量的食物。

更多了解

食物种类	主要食物	作用
海产品	海参、墨鱼、章鱼	含有丰富的精氨酸。精氨酸是精子形成的必需成分，并且能够增强精子活动力
富含锌的食物	牡蛎、牛肉、鸡肝、蛋类、羊排、猪肉、豆类、花生	锌能够提高生育能力，提高受孕概率
动物内脏	猪心、肝脏、肾脏等	含有较多量的胆固醇，对增强性功能有一定作用
富含蛋白质的食物	牛奶、黄豆、鸡蛋、瘦肉	蛋白质对生殖功能、内分泌功能相当重要，也是制造精子的重要材料
富含维生素E的食物	胚芽、全谷类、豆类、蛋类、红薯类和绿叶蔬菜	维生素E的缺乏可能会使睾丸受到伤害

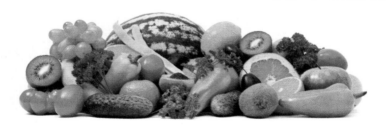

备孕期间宜多吃的健康食物

孕育须知

只要是新鲜的、经过健康方式加工的蔬菜、水果、肉类、主食等，都是备孕期宜多吃的健康食物。

27

更多了解

宜多吃的食物种类	主要食物
宜多吃的水果	木瓜、草莓、柑橘、猕猴桃、芒果、柿子和西瓜
宜多吃的蔬菜	红薯、芦笋、甘蓝、花椰菜、芹菜、茄子、甜菜、胡萝卜、荠菜、茎蓝、金针菇、雪里蕻、大白菜
宜多吃的肉食	鹅肉、鸭肉、鸡肉、鲜鱼、虾
宜多喝的汤类	鸡汤最优，特别是母鸡汤，可防治感冒、支气管炎，尤其适用于冬、春季喝
宜多吃的食用油	玉米油、米糠油、芝麻油、橄榄油、花生油等
宜多吃的护脑食物	菠菜、韭菜、南瓜、葱、花椰菜、柿椒、豌豆、番茄、胡萝卜、小青菜、蒜苗、芹菜等蔬菜，核桃、花生、开心果、腰果、松子、杏仁、大豆等食物以及糙米饭、猪肝等

停服避孕药后须补充维生素

孕育须知

各种类型的口服避孕药都是性激素类药物，长期服用，会在不同程度上导致准妈妈体内某些维生素的缺乏或不足，准妈妈在停服避孕药之后要注意补充维生素，主要补充维生素C和B族维生素。

更多了解

补充维生素C：口服避孕药最易导致维生素C的缺乏，不但影响铁的吸收，还会影响骨骼正常钙化，易出现伤口愈合不良、抵抗力低下等。

富含维生素C的水果、蔬菜：枣、山楂、柑橘、草莓、猕猴桃、番茄、辣椒、豆芽等。

补充B族维生素：服避孕药容易导致体内维生素B_6、叶酸的缺乏。维生素B_6缺乏或叶酸不足，容易发生口角炎、舌炎、脂溢性皮炎、角膜炎、腹泻、巨幼红细胞贫血及白细胞生成减少等病症。计划怀孕的准妈妈要及时自我检视，并进行相应的补充。

富含维生素B_6的食物：大豆、花生、葵花子、香蕉、核桃、动物肝脏、蛋黄、鱼类等。

富含叶酸的食物：见前述。

贴心提示

长期服用避孕药的准妈妈骨密度会有所降低，容易引起骨质疏松，不论在服药期间还是停药后都应注意多食用牛奶、核桃、松子、杏仁等高钙食物，可以每天喝1～2杯牛奶。

✽ 准妈妈完全吃素食不利于受孕

孕育须知

完全吃素食会影响女性受孕能力。

更多了解

准妈妈吃纯素食容易出现排卵停止的情况。卵子成熟需要全面营养，纯素食会导致一大营养素——蛋白质缺乏，从而导致激素分泌失常、月经周期紊乱，久而久之可能造成排卵停止，甚至不孕。

因此，纯素食的准妈妈想成功受孕，最好改变饮食习惯，在日常饮食中加入高蛋白的肉类、蛋类、奶类。减肥的准妈妈也不要完全放弃吃鱼、吃肉，尤其是年龄超过30岁的女性，生育能力本身已经下降，更要谨慎行事。

✽ 不爱吃肉的准妈妈怎么吃

孕育须知

有的准妈妈对于肉类食物实在是难以下咽，可以用替代的方法补足肉类食物中的蛋白质、脂肪等营养素。

更多了解

多吃豆类或豆制品：豆类或豆制品富含植物蛋白质，并且其含有的必需氨基酸组成与动物性蛋白近似，比较容易被人体吸收利用。准妈妈可以常吃豆腐、豆芽、豌豆、扁豆，平常多打点豆浆喝。

摄入鸡蛋和坚果：每天适当地吃几粒坚果和两个鸡蛋。

补充不饱和脂肪酸：适当进食茶油、核桃油、花生油、橄榄油、葵花子油、玉米油和大豆油。

多吃海产品：如鱼、虾、海带、紫菜、海参、海蜇、蛏子、蛤等，既可补充蛋白质，又可补充丰富的碘。

多摄入奶制品：不爱吃肉的准妈妈可以每天喝500毫升牛奶，或喝250毫升牛奶、1杯酸奶，也可以每天吃2～3块奶酪。奶制品含蛋白质丰富，更重要的是还能为准妈妈补充丰富的钙。

 贴心提示

准妈妈尽量试着让自己喜欢上吃肉。准妈妈可以尝试改变烹饪方法，例如将肉做成馅料，做肉粥，加入番茄酱改变口味等，均衡饮食才是全面营养的最佳途径。

✿ 当季蔬果是最佳选择

✿ 孕育须知

选择当季的蔬菜和水果效果最好，反季节蔬菜和水果（如本该春末才出的草莓，却在初春时上市，且个头硕大，吃起来却不甜）要尽量少吃或不吃，因为反季节蔬菜和水果得催熟和保鲜，需要更多化学药品，对人体健康不利。

✿ 更多了解

常见蔬菜和水果自然成熟季节如下。

季节	当季蔬菜	当季水果
春季	胡萝卜、花椰菜、莴苣、荠菜、油菜、菠菜、香椿、春笋、马兰头、韭菜	枇杷、樱桃和草莓（春末）
夏季	辣椒、冬瓜、芦笋、茭白、洋葱、黄瓜、苋菜、龙须菜、竹笋、生菜、番茄、甘蓝、茄子	草莓、莲雾、桃子、李子、西瓜、菠萝、芒果、百香果、火龙果、杏、荔枝、椰子
秋季	菱角、莲藕、辣椒、冬瓜、四季豆、山药、白菜、扁豆、茄子	梨、猕猴桃、柿子、木瓜、莲子、葡萄、火龙果、阳桃、番石榴、橘子、枣、山楂
冬季	大白菜、萝卜、马铃薯	橙子、橘子、柚子、青枣、甘蔗

贴心提示

　　准爸爸适量多吃一些含维生素丰富的蔬果，可以提高精子的质量。如维生素A和维生素E都有延缓衰老、减慢性功能衰退的作用，还对精子的生成、提高精子的活动力具有良好效果。

✽ 适合准妈妈吃的零食

孕育须知

　　适合准妈妈的零食一般是维生素较多、脂肪含量较少、蛋白质含量较高、能量较低的零食。

更多了解

　　准妈妈适合吃的零食推荐。

零食	作用
海苔	海苔含有丰富的维生素和矿物质，含碘量尤其高，准妈妈经常食用，可以防止碘缺乏，而且海苔几乎不含脂肪，也没有什么能量，非常适合孕前肥胖的准妈妈
豆腐干	真空独立包装的豆腐干含脂肪量少，能补充一定的钙量，准妈妈将其作为零食吃上2～3片是可以的
牛肉干、酱牛肉	牛肉是高蛋白质、低脂肪食物，牛肉干、酱牛肉适合在饥饿的时候吃，每次吃上2～3块，能充饥且不会发胖
新鲜果蔬	准妈妈在进餐前1小时左右吃1个苹果、香蕉、橙子或番茄，可以弥补正餐中不易摄取的维生素、水分、膳食纤维和抗氧化物质等，调理肠胃功能，令心情更好
魔芋果冻	魔芋果冻的能量极低，而且还含有丰富的膳食纤维，可以促进通便，还能够延缓糖的吸收，非常适合控制体重的准妈妈食用
麦片	麦片具有高纤维、低脂肪的特点，有些还含有维生素和矿物质，可以与牛奶同食
红枣	红枣中含有丰富的维生素C和矿物质，有补气养血的功效，准妈妈饥饿的时候不妨吃上几枚，可以赶走疲倦，吃出好的气色
核桃、花生、开心果	核桃、花生、开心果中含有丰富的蛋白质和不饱和脂肪酸，适量食用令人精神焕发，但准妈妈一次不能吃太多，核桃以3个为宜，花生与开心果每次10～15粒即可，且只选其中一样

孕前生活习惯

 ## 备孕准妈妈怎样安排作息

孕育须知

好的作息能令准妈妈的身体状况更好，有利于创造更优质的孕期环境。

更多了解

工作：准妈妈一旦决定怀孕，就要学会将自己的工作与休息规划好，不要每天都匆匆忙忙的，更不要有事没事熬夜。凡不利于健康的生活习惯都要尽量避免。在空调房工作的准妈妈，最好每隔3小时离开空调环境，去户外透透气。在非工作时间关掉手机，不要被工作占据了休息时间。

吃饭：一日三餐要规律，吃饭选择一个安静、轻松的环境，专心吃，不玩手机，不一心二用。

运动：怀孕前就应该开始有针对性地做一些运动了，如晨跑、练习瑜伽、游泳等，都是不错的选择，每天慢跑和散步也有利于改善体质。瑜伽练习还能让准妈妈的身心得到真正的放松。

休闲：建议打算怀孕的准妈妈，晚上休闲时光用读书或听音乐替代玩手机，然后早早就寝。周末和家人或两三个朋友相约外出，划划船、钓钓鱼、逛逛公园等。

睡眠：一般尽量在晚上10点半之前睡觉。睡前聆听慢节奏的优美音乐，有助于入睡。一段慢节奏的音乐，可为一夜的良好睡眠定下基调，让准妈妈第二天精神百倍地投入到工作中。

贴心提示

上晚班的准妈妈可将吃饭时间、工作时间、睡眠时间按人体最佳生物钟调理好，然后按照间隔时间进行合理的作息，如果可能的话，准妈妈最好还是申请上白班。

调整体重到有利怀孕的状态

 孕育须知

准妈妈孕前太胖或太瘦都是不利于怀孕的，太瘦不但影响怀孕，还会使宝宝生下来体重偏轻；太胖也会影响怀孕，且会提高孕期妊娠高血压、妊娠糖尿病的患病概率，还容易生出巨大婴儿。准备怀孕的准妈妈应将体重调整到标准范围内。

更多了解

体重是否标准要看BMI值。BMI值是反映身体体重的指标，公式是以身高和体重为计算基础的。

BMI值= 体重（千克）÷身高（米）的平方

如果BMI＜20千克/米^2，说明准妈妈偏瘦，须补充营养；

如果BMI在20～25千克/米^2，说明准妈妈的体重在标准范围内，只须注意均衡饮食即可；

如果BMI≥25千克/米^2，说明准妈妈有些超重，须将体重减到标准范围内；

如果BMI≥30千克/米^2，说明准妈妈过重，要尽量减肥。

比如准妈妈体重为50千克，身高1.6米，可计算出50除以1.6的平方约等于19.5千克/米^2，即BMI＜20千克/米^2，可判断为偏瘦。

太胖的准妈妈如何减重

孕育须知

如果准妈妈孕前需要减重，一定要用合理的方法，不可无限制地节食，也不可高强度地运动，一切方法都应顾及身体的正常承受能力及生理需要。

更多了解

● 健康、科学的饮食

❶ 早餐吃饱，不吃油炸、高能量食品；中午吃七分饱；晚餐食量略减。也可少食多餐。吃饭时要细嚼慢咽，延长进食时间，以增加饱腹感。

❷ 平时习惯吃零食的准妈妈，应不吃垃圾食品、高脂肪甜点，以吃新鲜的水果或蔬菜为宜。

❸ 有条件的准妈妈可以请营养师为自己制订健康营养的减肥食谱。

● 加强运动和锻炼

运动锻炼以中等或低等强度运动为宜，如晚上原地跑步半小时或外出散散步，每天花15分钟的时间练练瑜伽，周末进行户外活动，如爬山、游泳、打球等，但不要过于疲劳。

各类运动每小时能量消耗情况。

运动方式	每小时消耗能量（千卡*）
跑步	800~1 000
骑自行车	660
游泳	300~650
打乒乓球	400~500
快走（107米/分）	300
慢走（54米/分）	200
爬楼梯	400~500
爬山	400~700
仰卧起坐	400~500

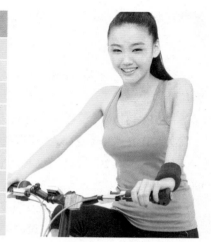

贴心提示

　　准妈妈绝不可以通过吃减肥药来减肥。如果准妈妈到怀孕时，体重还没减下来，但身体比较健康的话，也无大碍，注意孕期不要暴饮暴食即可。

太瘦的准妈妈如何增重

孕育须知

　　如果准妈妈太瘦，首先需要注重加强营养，然后还需要充分休息、适当运动，可令体重稳步增长。

更多了解

● 加强营养

❶ 三餐不可少，中间要加2~3次点心。营养要均衡，食材品种及颜色越多样越好，如甘蓝，可加菇类或黑木耳一起炒，比单炒具有更多营养素。点心也要选含高蛋白质及高营养素的食物，如酸奶、三明治、卤蛋、豆浆、馄饨、水果等。

❷ 多摄入含维生素丰富的水果和果汁，可增强人体免疫力，增强食欲。

❸ 多喝排骨汤、鱼汤或鸡汤，以增加能量及营养素的摄取。

● 适度运动

选用慢跑、打乒乓球、游泳、俯卧撑等小运动项目，使体重稳步增长。

＊1千卡=4 184焦耳。

● 充分休息

不管是身体还是心理都需要充分的休息，不要熬夜或加班，也不要焦虑不安，保持健康乐观的心态，做到按时休息（晚上最好在10点半左右睡觉，早上7点半左右起床）。这点对太瘦的准妈妈来说非常重要。

怎样快速戒烟

孕育须知

吸烟等不良生活习惯对怀孕有很大的影响，要想生一个健康聪明的宝宝，准爸妈最好能尽早戒烟，以给身体足够的时间来清除烟的毒素。

更多了解

● 快速戒烟法

❶ 丢掉所有的香烟、打火机、火柴和烟灰缸。避免去到或参与往常习惯吸烟的场所或活动。可多去图书馆或其他不准抽烟的地方。

❷ 餐后喝水、吃水果或散步，摆脱饭后一支烟的想法。

❸ 烟瘾来时，要立即做深呼吸活动，或咀嚼无糖的口香糖。

❹ 每天洗温水浴，忍不住烟瘾时可立即淋浴。

❺ 坚决拒绝香烟的引诱，经常提醒自己，再吸一支烟会使戒烟的计划前功尽弃。

❻ 准爸爸和准妈妈要记住：脾气不好时容易复吸，所以要控制好情绪。

● 吃些对肺有益的食物

对肺有益的食物：胡萝卜、荸荠、大白菜、牛奶、枇杷、杏仁。这几类食物不仅能清肺利咽、清热解毒、保护气管，还能大大降低吸烟者患肺癌的概率，可适当多吃。

● 怎样最快清理体内的有害物质

❶ 多喝水，多吃上面提到的对肺有益的食物。

❷ 多运动，可以循序渐进地锻炼，一开始可以快走，然后再加大运动量，运动是十分有效的排出有害物质方法。

贴心提示

被动吸烟同样会损害准妈妈和胎宝宝的健康，间接吸烟对肺小气道功能的损害，仅仅次于直接吸烟者，所以，准妈妈在备孕期间就要避免待在烟雾缭绕的吸烟者身边。

✽ 孕前不宜化浓妆

 孕育须知

如果准妈妈准备怀孕，最好少化或不化浓妆，同时可以选择一些天然的化妆品，因为某些化妆品中含有有害健康的化学成分，可能会影响受孕，或影响准妈妈怀孕后的胎宝宝的健康。

更多了解

如果准妈妈有些时候一定要化妆，或是化妆已经成为一种生活习惯，要注意下面四个要点。

❶ 选择透气性好、油性小、安全性强、不含铅、不含激素且品质优良的化妆品，否则天气热时不利于排汗，会影响代谢。同时，含铅、含激素的化妆品不利于准妈妈身体健康。

❷ 不使用功能产品。像高科技生化产品，祛痘、祛斑的特殊保养品，含激素及磨砂类产品，不要使用。建议使用婴儿用的安全护肤品。

❸ 尽量不要涂抹口红，如要使用，喝水时、进餐前应先抹去，防止有害物质通过口腔进入体内。

❹ 每次妆容的清洗一定要彻底，防止色素沉着。

贴心提示

受到孕期雌激素水平变化的影响，准妈妈孕期面部的色素沉着增加，易出现妊娠斑，特别是孕前有化浓妆习惯的准妈妈，妊娠斑情况会更加突出。为了避免这种现象发生，准妈妈也要尽量减少化浓妆的次数。

✽ 留意居住环境，远离化学污染

 孕育须知

准妈妈在备孕和怀孕期间，必须远离化学用品，除了杀虫剂等有强烈气味的化学药剂，更要避免在新装修的场所出入，尤其是新装修的家居环境、工作场所等需要长时间待着的环境，以免一些化学成分进入体内，影响受孕或危害胎宝宝的健康。

更多了解

研究表明，女性对苯、甲醛等化学物质的吸入反应特别敏感，长期吸入化学物质的女性，其月经异常率明显增高。也曾有村庄周围有化工厂，或者饮用水的水质有问题导致周边地区数量较多的女性反复流产的案例，这些都提示准妈妈应远离化学污染。

可见，居住环境、饮水环境等对准妈妈的影响至关重要，准妈妈要从孕前开始就关注起来，以远离化学污染。

 ✳ 降低室内环境污染的方法

孕育须知

居室是准妈妈每天都长时间所处的环境。居室里的化学物质主要来自于一些家装建筑材料，比如地板、家具、地板蜡、清新剂、墙漆、家庭液化气、家用电器、金属器皿等。这些化学物质不仅可能影响准妈妈受孕，也有可能影响胎宝宝发育。

更多了解

降低室内环境污染的方法有以下 2 种。

❶ 谨慎使用家用化学用品，包括空气清新剂、杀虫剂、清洁剂、芳香剂等。

❷ 开窗通风，特别是装修结束后不久的房子，环境污染较重，最好的办法就是开窗通风，尽快将室内主要污染物排放到室外。

贴心提示

在必要的情况下，准妈妈可随时戴上口罩，特别是出入一些环境污染较重的场所。戴口罩虽然不能完全隔绝环境污染，但能大大降低环境污染带来的危害。

 ✳ 准爸爸不宜用较热的水洗澡

孕育须知

准爸爸不正确的洗澡方式会给受孕带来不利影响，经常热水浴会降低精子的质量和活动力，最适合准爸爸的洗澡方式是冷热水交替洗澡法，可增强男性性功能。

更多了解

男性睾丸产生精子的适宜温度是34摄氏度左右。有资料表明，男性连续3天在43～44摄氏度的温水中浸泡20分钟，精子密度可显著下降，这种情况可持续3周。因此，过频、过久的热水浴对准爸爸来说不可取，对精子量少、精子活动力低的准爸爸更不适宜。

可增强准爸爸性功能的冷热水交替洗澡法。

冷热水交替洗澡法是一种增强男性性功能的锻炼法。其具体方法是，先在澡盆内用温水浸泡身体，待充分温热后再出澡盆，对会阴部施以冷水，待3分钟左右，阴茎、阴囊收缩后再入澡盆，如此反复3~5次。

男性若每日坚持冷热水交替洗澡法，可在中年时期仍精力充沛、性功能强、疲劳感轻。

另外，在洗澡时，如能利用莲蓬头将温水（稍高于体温即可）淋至阴茎根部周围，对于增强男性性功能也有很好的效果。

✳ 准爸爸不宜长时间骑车、开车、坐

 孕育须知

长时间地骑车、开车、坐会影响准爸爸的生育能力。

更多了解

骑车：准爸爸骑车时，身体前倾，腰弯曲度增加，让睾丸、前列腺紧贴坐垫而受到挤压，使前列腺和其他附性腺受到慢性劳损和充血。长此以往，前列腺和其他附性腺会出现缺血、水肿、发炎等症状，影响精子的生成以及前列腺液、精液的正常分泌。此外，骑车过程中，准爸爸身体不停地颠簸和震动，可导致阴囊受损，阻碍精子的成熟。因此，准爸爸每次骑行应控制在30分钟之内。

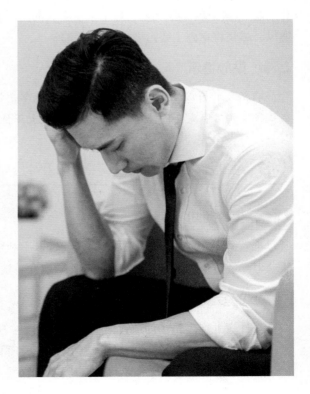

开车：准爸爸长时间开车，会使会阴部的睾丸、前列腺紧贴在坐垫上，且温度较高。睾丸、前列腺受到长时间挤压后会缺血、水肿、发炎，影响精子的生成以及前列腺液和精液的正常分泌而致不育。连续开车应尽

量少于2小时，座椅上加铺凉席或珠垫，局部降温、减压。

久坐：坐姿可使血液循环变慢，尤其是会阴部的血液循环变慢，导致会阴及前列腺部慢性充血、淤血，时间一长，会造成局部代谢产物堆积，前列腺腺管阻塞，腺液排泄不畅。一旦诱发前列腺炎，干扰精子的生存和活动，就会影响男性的生育能力。准爸爸处于坐姿时，最好每隔40分钟左右起来活动一下，活动时间以不少于10分钟为宜，坐姿最长不要超过2小时。

 ## 准爸爸少穿或不穿紧身裤

孕育须知

建议准爸爸最好不要穿紧身裤，想穿牛仔裤的话，应选择稍大、透气性好的。

更多了解

紧身裤，特别是透气性差、散热不好的化纤类"兜裆裤"对男性会阴部不利，它们包裹着阴囊，让阴囊处于密闭环境中，空气不流通，易使细菌滋生，引起生殖道的炎症；同时也阻碍阴囊皮肤散热降温，限制血液循环，妨碍精索静脉回流，对精子的产生和质量很不利。长此以往，容易造成不育。

 ## 准妈妈不宜常穿丁字裤

孕育须知

穿丁字裤不利于女性的生育，建议准备怀孕的准妈妈不要穿，应穿透气性好的内裤。

更多了解

丁字裤又称T形裤，在会阴部等皮肤娇嫩处，只有一条如绳子粗的布带，很容易与皮肤发生摩擦，引起局部皮肤充血、红肿、破损、溃疡、感染，而且这种内裤的布料通常是选择不透气的锦纶、合成纤维等，如果外界的空气潮湿，就更容易导致细菌滋生，诱发过敏、霉菌感染等妇科疾病。另外，过紧的丁字裤还会压迫肛门周围血管，使女性患痔疮的概率增加。

准妈妈选择内裤有讲究。

❶ 从材质上说，天然、纯棉的或经过软化处理的亚麻材质都不错，透气性好、吸汗、不刺激皮肤。

❷ 从颜色上说，要尽量选用天然的颜色，比如肉色、米色等。越深的颜色染料含量越多，对皮肤刺激性越大。

❸ 从款式上说，应选择宽松一些的内裤，不要穿过紧的内裤，不利于透气、排汗。

✽ 准妈妈孕前不染发、烫发、涂指甲油

 孕育须知

准妈妈最好在孕前6个月停止染发、烫发，如果染发、烫发了，那么至少要将怀孕时间推到3个月后。也要避免涂指甲油。

更多了解

染发剂中含有一些有害的化学物质和重金属，能通过头皮被人体吸收；烫发药水可能经皮肤被吸收后进入血液循环，对卵子产生不良影响，影响正常的怀孕。所以准妈妈如果想在6个月内怀孕，最好不要染发、烫发。

指甲油中的某些酞酸酯容易引起胎宝宝畸形，即使是指甲油的气味对人体也有危害。孕前不要涂指甲油，也不要长时间在美甲店逗留。

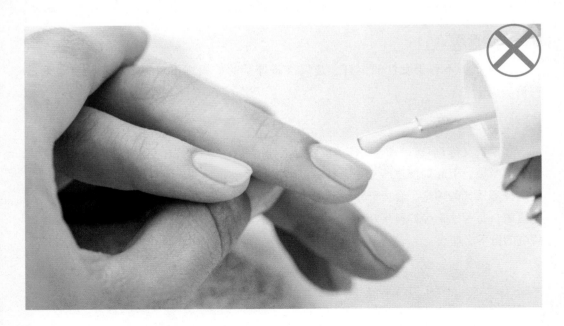

如果准妈妈在染发或烫发后发现自己怀孕了，或者孕前一年间频繁涂指甲油，可去医院检查胎宝宝的健康状况，咨询医生，定期产检，有问题及时发现、及时处理。同时也要放松心情，一般是没有问题的。

怎样选购防辐射服

孕育须知

防辐射服的制作原理是将金属纤维配合织物一起织成布料，做成衣服，金属网可以起到吸收、屏蔽电磁波的作用，金属网织得越密，防辐射效果越好。防辐射服并不都是为准妈妈设计，在选择时应以实际需要为准。

更多了解

超强防辐射服非必需。普通的防辐射服大概有25％的金属纤维，而超强防辐射服大概有30％的金属纤维，一般建议超强防辐射服是在机房工作或者工作环境中有超过50台电脑的准妈妈穿。

马甲类防辐射服比内衣类防辐射服更适合准妈妈：一旦怀孕，前3个月内穿前后防护的马甲类防辐射服（保护脊椎神经系统）才能更好地发挥防护作用，吊带类和孕妇装类防辐射服的作用与马甲类防辐射服相似，内衣类防辐射服只适合备孕时期穿。

尺寸稍大的防辐射服比较合适：准妈妈买防辐射服，建议稍微买大一点，这样整个孕期可能都用得上，而且以后也有改小的机会。

防辐射服不可长久穿着

孕育须知

脱离接触辐射的工作环境或远离较强的辐射源后，准妈妈最好把防辐射服脱掉，以便接触阳光和新鲜的空气。

更多了解

准妈妈穿上防辐射服后，胎宝宝就像被关在一个没有窗户的黑屋子里，时间长了也不利于胎宝宝的健康成长。脱离辐射环境后，就要尽快脱下防辐射服，让肚子里的胎宝宝"透透气"。此外，准妈妈要谨记晒太阳前一定要将防辐射服脱下。

准妈妈不可穿着防辐射服睡觉，反复折叠、揉搓容易使得防辐射服材质失去效果。建议准妈妈怀孕初期尽量不要使用二手防辐射服，经过长时间穿着、摩擦、洗涤的防辐射服的效果会大打折扣。

随时穿着防辐射服不合适，这会使一些对身体有益的东西被隔离开来，比如阳光中的红外线可以帮助胎宝宝健康发育。所以要提醒准妈妈，防辐射服并非多穿就好，千万不要让自己成天捂在防辐射服里。

贴心提示

防辐射服只能作为减少辐射的辅助装备，准妈妈不可过于依赖，以为只要穿上防辐射服就完全不必担心辐射是不对的。而且孕妇所用防辐射服只是隔离电磁辐射，对电离辐射、X线等不起作用，准妈妈必须远离这类射线的污染环境。

孕前要避免使用的药物

孕育须知

计划怀孕的准爸妈，需要服药时建议咨询医生，按医嘱慎重地服药，并停用不利怀孕的药物。如果患有慢性疾病，须长期服用某种药物，那么停药前需要征得医生的同意。

更多了解

孕前3～6个月，准爸妈都要避免使用吗啡、氯丙嗪、解热镇痛药、环丙沙星、酮康唑、红霉素、利福平等药物，以免影响受精卵的质量。

激素类药、某些抗生素、止吐药、抗癌药、安眠药等，都会对生殖细胞产生一定程度的不良影响。有长期服药史的女性一定要咨询医生，才能确定安全受孕时间。

影响男性精子质量的药有抗组胺药、抗癌药、咖啡因、吗啡、类固醇、利尿药、壮阳药等，不仅可导致新生儿出生缺陷，还可导致婴儿发育迟缓、行为异常等。在怀孕前的2～3个月，准爸爸用药一定要小心，可能的话，最好停用一切药物。

部分外用药也不安全，如杀癣净、达克宁霜、莫匹罗星软膏、阿昔洛韦软膏等都不要擅自使用，特别是皮质醇类外用药。此外，这类药还可造成女性闭经、月经紊乱，所以计划怀孕的准妈妈最好不用。

在计划怀孕期内需要自行服药的准妈妈，一定要注意看药物的使用说明，关注是否有"孕妇禁服"等字样。长期口服避孕药的准妈妈，应在停药6个月后再怀孕。

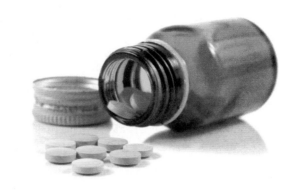

✳ 服药期间意外怀孕怎么办

孕育须知

如果在服药期间意外怀孕，先不要急着终止妊娠，而应立即就医，将用药情况详细告知医生，听取医生的建议。

更多了解

停经前3周，胚胎未形成以前危险相对较小，准妈妈应立即将用药情况详细告知医生，医生可以根据用药的种类（性质）、用药时胚胎发育的阶段、用药量等综合分析有无终止妊娠的必要。

贴心提示

备孕或孕期生病若自愈较困难，应及时治疗，勿讳疾忌医，虽然很多药对怀孕不利，但若准妈妈患病影响到身体健康，对胎宝宝的影响将更大。

✳ 不宜在家里摆放的花草

 孕育须知

并非所有花草都适合在室内养，有些反而要吸收氧气或释放有毒气体。室内的花草不宜摆放过多，特别是卧室。准妈妈在室内摆放花草，一定要弄清植物的生态特性，以免起到反作用，污染了室内环境。

更多了解

以下植物要引起准妈妈的注意。

❶ 紫荆花、洋绣球。紫荆花花粉接触久了，容易诱发哮喘或使咳嗽症状加重；长期接触洋绣球花（包括五色梅、天竺葵等），其散发的微粒可能会使准妈妈的皮肤过敏而引发瘙痒症。

❷ 玉丁香、接骨木。它们会分泌脂类物质，放出较浓的松脂味，人闻久了会出现恶心、食欲下降的情况，对已怀孕的准妈妈影响较大。

❸ 含羞草、郁金香、夹竹桃。它们有微毒。过多接触含羞草会引起毛发脱落、眉毛稀疏；郁金香花朵含有一种毒碱，接触过久，会加快毛发脱落；夹竹桃可分泌一种乳白色液体，长期接触会出现昏昏欲睡、智力下降等症状。

❹ 丁香、夜来香。它们进行光合作用时，大量消耗氧气，影响人体健康。夜来香在晚上还会散发出大量刺激嗅觉的微粒，准妈妈闻得太久，会头晕目眩、郁闷不适，甚至失眠。

❺ 兰花、百合花。它们香气浓郁，会让准妈妈过度兴奋而引起失眠。

✳ 从备孕开始就预防感冒

◉❀ 孕育须知

预防感冒主要靠提高身体免疫力并做好防寒保暖。特别是怀孕后，准妈妈的鼻、咽、气管等呼吸道黏膜充血、水肿，因而免疫力下降，容易被呼吸道病毒感染。所以，准妈妈要注意预防感冒。

◉❀ 更多了解

准妈妈预防感冒可以从以下方面做起。

❶ 勤洗手。

❷ 经常做搓手动作。

❸ 逐渐适应用冷水洗脸、洗鼻。

❹ 常用盐水漱口。

❺ 怀孕后每周喝1～2次鸡汤。

❻ 尽量不去公共场所，减少访视活动，特别在感冒流行期间。

❼ 无论天气多寒冷，都必须经常开窗透气，尤其在房间密闭的写字楼办公室内，以免病毒传播。

❽ 每天注意看天气预报，及时按气候变化增减衣物。空调房间与外面环境的温差不可过大，以免引起感冒。

孕前运动与保健

制订一个孕前健身计划

 孕育须知

　　准备怀孕的准爸妈，可以在计划怀孕时制订健身计划，加强运动，让身体更强壮，能收获最适合孕育胎宝宝的健康体质。

更多了解

　　根据美国运动医学会的研究提倡，一套健康的运动程序推荐包括以下三个方面。

❶ 一周3～5天，每天20～60分钟的有氧运动，如步行或骑车；

❷ 一周2～3天的肌肉加强训练，如力量器材训练，可去健身房由教练指导训练；

❸ 一周2～3天的柔韧性练习，如日常的伸展、瑜伽运动等。

　　即使怀孕，在专业人士的指导下，这些运动对准妈妈来说同样没什么问题，甚至还被推荐继续进行。

　　下面是根据以上原则制订的一份健身计划，以供参考。

时间	运动项目	运动时间
周一	步行或快走	20～60分钟
周二	打球	20～60分钟
周三	力量器材训练	由教练根据准妈妈的体能决定
周四	游泳	20～60分钟
周五	瑜伽或打太极拳	由教练根据准妈妈的体能决定
周六	爬山或骑车	自觉累即可
周日	休息（晚上散散步）	自行决定

贴心提示

　　如果准妈妈平常不爱运动，那么应该循序渐进地增加运动量，先从一些轻松的运动开始，如每天散步10～20分钟，或者在日常起居中加进一些运动量，如用爬楼梯代替乘电梯，或乘公交车回家时提前一两站下车，然后步行到家。

适合备孕准妈妈的运动

孕育须知

女性身体特点是柔韧性和灵活性较强，耐力和力量相对较差，快走、慢跑、健美操、游泳、瑜伽以及户外旅游等，是适合备孕准妈妈的运动项目。

更多了解

快走、慢跑、健美操、游泳、瑜伽等锻炼有助于准妈妈提高免疫力，保持良好的身体状态，不但能缓解孕期中的不适，也有效助力自然分娩。

准妈妈运动需要注意以下两点。

❶ 准妈妈孕前锻炼的时间每天应不少于15分钟，除了专项运动，在节假日从事登山、郊游等活动也对准妈妈身心健康大有裨益。

❷ 在运动时结合音乐，这样容易提高趣味，将锻炼坚持下去。如让健美操与动感的音乐结合起来，使单调、乏味的肢体运动更生动活泼，准妈妈不易失去兴趣。

适合备孕准爸爸的运动

孕育须知

要培养有活动力、有质量的精子，准爸爸的运动是十分重要的。较之女性，男性的力量更强、速度更快，适合的运动项目也更多，如跑步、篮球、壁球、游泳、俯卧撑、哑铃、单双杠等，也可以做一些锻炼耐心和柔韧度的运动项目，如体操、太极拳。

更多了解

跑步、篮球、俯卧撑、哑铃这样强度略大的运动项目对锻炼准爸爸肌肉、臂力、腰、背都有好处，也能提高准爸爸的生殖能力，保持健康的体魄，同时有助产生健康、有活力的精子群，为优孕创造条件。长距离的骑车和剧烈的跑步则不适合备孕准爸爸。

准爸爸锻炼时应穿宽松的衣服，有利于散热。运动时间可以每天进行30~45分钟。如果准爸爸压力大，还可以稍微延长运动时间，运动可以纾解压力。

贴心提示

准妈妈可以邀请准爸爸进行一些郊外的旅游和锻炼，如户外郊游、爬山等，感受阳光与清泉是环保又舒畅心情的休闲锻炼方式，对培养夫妻感情也很有帮助。

常做腰腹部和骨盆运动

准妈妈做腰腹部和骨盆运动的目的是舒展和活动筋骨，以稍慢的动作为主，如简单的伸展运动：坐在垫子上屈伸双腿；平躺下来，轻轻扭动骨盆等简单动作。每次的运动时间在5～10分钟就可以了。

更多了解

运动项目	运动作用	做法
扭动骨盆	锻炼骨盆关节，同时加强腰部肌肉的力量及柔软性	1.仰卧，屈膝，双膝并拢 2.双膝带动大小腿左右摆动，像用膝盖画半圆形似的，慢慢有节奏地动作，双肩贴紧床 3.然后将一条腿伸直，一条腿弯曲，弯曲膝盖的腿朝向伸直的腿倾倒，带动同侧腰臀部离开床，但肩部仍然贴着床，对侧臀部仍然贴在床上，似翻身样 4.左右腿交替做，反复10次，每天做2～3次
振动骨盆	放松骨盆和腰的关节	1.仰卧位，屈膝，两手平放在身体两侧 2.向上挺腹，弯背成弓形，数次再复原，每回做10次，早晚做
伸展腰部	使腰部关节、肌肉放松，减轻腰痛	1.仰卧，一条腿伸直，双手抱另一条腿膝盖（弯曲），尽量用膝盖贴胸前，腰及肩背贴紧床面。这个动作一松一紧做5次，然后换另一条腿 2.仰卧，双手抱膝，使双膝弯曲至胸部，默数到5再慢慢放平双腿

贴心提示

在做这些运动时，强度应适中，脉搏不要超过140次/分，体温不要超过38摄氏度，每次运动时间以30～40分钟为宜。

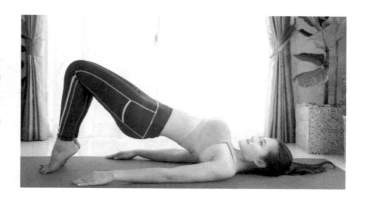

✺ 交叉练习运动，打破单调

 孕育须知

如果准爸妈觉得单独进行某项运动很单调，喜欢变化，可以尝试将各种运动结合起来做。

更多了解

以下是一种交叉练习运动的安排，可供参考。

运动项目	做法
手臂转圈运动	身体倾斜向后靠墙，双脚斜放于身体前大于一脚的位置，保持膝盖稍微弯曲，然后臀部靠向墙并且从身体两侧伸开双手，手掌朝上转圈（圈的直径最好是日常所用餐盘的直径），大约转15分钟，然后手掌朝下换方向进行转圈
大步向前跨	两脚分开站立与肩同宽，右脚向侧面跨一大步，将两手放在臀部上保持平衡，在同一方向重复做15秒，然后换个方向重复做此动作15秒
站立式俯卧撑	脚自然弯曲分开与肩同宽，面向墙站在离墙大约两脚远处，手掌扶着墙，举到与肩同高处，手肘和手臂稍微弯曲，一直到鼻子快要贴到墙壁的地方，然后恢复原状，重复做此动作约25秒
慢蹲	双脚分立与肩同宽，将重心转移到后脚跟，然后下蹲至大小腿呈90度，保持这个姿势约2秒，恢复原状，重复此动作20次

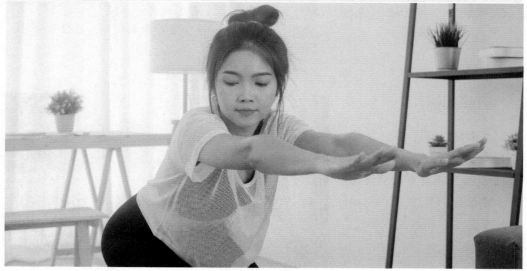

怎样性爱可提高受孕概率

孕育须知

提高受孕概率的方法有很多，除了前面提到的在排卵期同房外，还要注意性交频率、性交姿势与性交质量。

了解更多

● 性交不宜太频繁，宜有规律

夫妻性生活频率过低，会减少受孕的机会，但夫妻性生活频率过高，也会不利于受孕。因为夫妻性生活频率过高，就会导致精液量减少和精子密度降低，使精子活动力和生存率显著下降，精子并没有完全发育成熟，与卵子相会的"后劲"大大减弱，受孕的机会自然降低了。

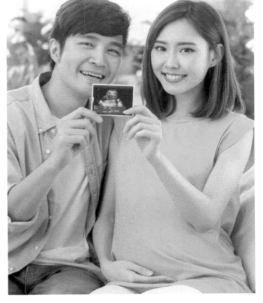

正常的性生活次数应为每周3 ~ 4次，且要有规律，并在双方愉快的情况下进行。

● 使用双方都喜欢和熟悉的性交姿势

如今有很多书籍、资料显示采取某些性交姿势会增加受孕概率，但是否真的有帮助，至今没有明确的证据可以说明。一些资料表明，夫妻性交时采取男上女下的姿势可防止精子过多外流，还能使精子更快、更容易地进入输卵管。其实精子根本无须重力作用的帮助就能快速前行，而且如果条件适宜的话，最强健的精子只需2分钟就能穿过子宫颈到达子宫，进而进入输卵管。所以，准备怀孕的准爸妈无须在意采取何种姿势完成性交，关键是不要被怀孕的念头所困扰，在享受性爱的同时受孕才是最佳状态。

总之，夫妻双方较喜欢、较熟悉的性交姿势就是有利于怀孕的最佳性交姿势。

贴心提示

如果计划受孕，性交时最好不要使用润滑油，因为部分润滑油含有杀精成分，会影响受孕。

月经失调会影响受孕

孕育须知

月经失调可能提示性腺轴或子宫、卵巢等出了问题，会给受孕带来阻碍，准妈妈孕前若月经失调应及早调理。

更多了解

受孕是一个复杂而又精细的过程，有正常的精子和卵子，精子和卵子能够相遇，卵子能受精发育，受精卵能在适当的时候种植到子宫内膜中，最终才能受孕成功并发育成胎宝宝。这一过程依赖于性腺轴的功能正常，所以当性腺轴异常引起月经失调时，受孕就会受到影响。

当然，如果女性的子宫、卵巢等发育异常或有病变，即使性腺轴功能正常，也可能会出现闭经或月经异常的问题，影响受孕。

另外，如果准妈妈月经失调，会使排卵期提前或延后，这样就会给精子和卵子的结合带来困难，也会给成功受孕带来阻碍。

月经失调的症状：周期不准

孕育须知

月经失调是泛指各种原因引起的月经改变，包括初潮年龄的提前或延后，周期、经期与经量的变化，其中周期不准是最常见的症状。

更多了解

月经失调主要的症状表现有以下四点。

❶ 经期提前。是指月经周期缩短，短于21天，而且连续出现两个以上周期缩短，属于排卵型功血，基础体温双相，卵泡期短，仅7～8天；或黄体期短于10天，或体温上升不足0.5摄氏度。

❷ 经期延迟。是指月经周期延长，多于35天，甚至40～50天一次，并连续两次月经周期都延迟。有排卵者，基础体温双相，但卵泡期长，高温相偏低；无排卵者，基础体温单相。

❸ 经期延长。月经周期正常，经期延长，经期超过7天，甚至2周才能结束。常见于子宫肌瘤、子宫内膜息肉、子宫内膜增生症、子宫内膜异位症等。

❹ 闭经。不来月经首先要排除怀孕的可能。如果不是怀孕，先回顾一下自己的生活方式，旅行、压力、剧烈运动、减肥过度以及气候变化等都会影响月经周期。如果与生活方式无关，应及时去医院诊治。

 贴心提示

　　每个女性的月经周期都不尽相同，21~35天都算正常，关键是是否准时。定期的性生活，如每周一次，可以帮助准妈妈调理激素水平，对月经的规律有很大的帮助。

❋ 月经失调的症状：经量异常

孕育须知

　　除了月经周期不准，经量异常也是月经失调比较常见的症状，甚至有的女性还出现了闭经现象。如果出现经量异常，准妈妈要及时去医院检查。

更多了解

　　月经量多：月经量较以往明显增多，一般周期基本正常者。

　　月经量少：月经周期基本正常，经量明显减少，甚至点滴即净；或经期缩短，不足两天，经量亦少者，均称为"月经过少"。多是血虚、气滞、血瘀、寒凝血脉、痰阻等所致。

　　一般来说，女性在月经期间失去的血量应该在85克之内，持续3～7天，出血量最多的时候集中在前3天（占总失血量的90%）。

贴心提示

　　月经期会排出血块，这种血块可能是经血排出不畅而形成的，如果经血被淤积在同一个区域而没有及时排出，囤积5～10分钟就会形成血块。血块通常在早晨刚起床或者久坐之后形成，不必过于担心。

❋ 月经失调首先要排查原因

 孕育须知

　　出现月经失调，应首先就医排查全身或内外生殖器的器质性病变，以便于对症治疗。

更多了解

有些人把月经失调看成是小病，认为只要不影响怀孕就没关系。这种想法是错误的。事实上，月经失调只是一种外在表现，它可以是全身或生殖器质性病变的表现，也可以是神经内分泌机制失常引起的，而生殖器本身并没有病变。

引起月经失调的全身性疾病有肝病、血液病、甲状腺疾病、肾上腺疾病等；生殖器质性病变有子宫肌瘤、子宫内膜息肉、子宫内膜癌等。

可以通过实验室检查、B超检查、宫腔镜检查、子宫内膜病理检查来进行诊断，治疗措施则可以根据情况采用手术或药物治疗等。

如果经检查没有全身和生殖器的器质性病变，那么月经失调多数是神经内分泌机制失常（下丘脑—垂体—卵巢轴的功能不稳定或是有缺陷）引起的。

此外，月经失调除了从子宫发育不全、急慢性盆腔炎、子宫肌瘤等妇科疾病去考虑原因，也不能忽视了外在原因，许多不良习惯也可能导致月经失调，比如寒凉刺激、节食、情绪异常、嗜烟酒、滥用药等，生活中要注意避免。

✴ 调节心情，克服经前期综合征

孕育须知

经前期综合征一般2次月经中期就会出现，到经前2~3天时变得明显，月经来潮后会逐渐减弱并消退。

更多了解

经前期综合征常常表现为：烦躁不安、精神紧张、易激惹或有忧郁压抑感，伴随有浑身乏力、易头疼、睡眠不好等。少数症状严重的患者会出现全身性的水钠潴留症状。如脸和手脚水肿，腹部有胀感，乳房、乳头胀痛。部分女性还会有乳房出现小结节或小疙瘩的现象。有的女性经前还常常伴有关节痛、背痛、便秘、潮热、心悸等身体不适症状。

这些症状随着月经的来潮或结束会自行消失。所以如果有上述症状，并且月经来潮或结束后所有症状消失，就可诊断为经前期综合征。

较轻微的经前期综合征属正常生理现象，不用过于担忧，也不必治疗，一般学会自我心理调节，情绪保持轻松、愉快，注意休息和保暖，减少饮水和食入过多盐，症状就会减轻。

如果经前期综合征很严重，则可到医院进行诊治，一般中医对此有较好的治疗方法，可在医生的指导下，服一些逍遥丸等。另外，有经前期综合征的女性平时要多注意锻炼身体，增强体质，有助于减少身体不适。

✳ 养成好习惯防治便秘

● ✿ 孕育须知

准妈妈在孕前就要全面改善肠道环境，防治便秘。因为女性特殊的生理特点，准妈妈怀孕后特别容易出现便秘。孕期便秘不仅会给准妈妈带来生理上的痛苦，还会增大子宫压力，影响胎宝宝发育。

● ✿ 更多了解

● 养成良好的饮食习惯

饮食一定要均衡，不能偏食，五谷杂粮以及各种水果、蔬菜都应该均衡摄入。多吃芹菜、韭菜、莲藕、紫菜、芝麻、海带、黄豆、大豆、甘蓝等膳食纤维含量高的食物，以刺激肠道蠕动，增大肠道内容物体积而促进排便。

女性大都有吃零食的习惯，可选用一些能改善便秘症状的零食，如核桃、酸奶、烤紫菜、青梅干、香蕉和咖啡等，都具有增加肠蠕动的作用。提醒一点，咖啡和香蕉少量食用时可促进排便，但过量食用反而会引起便秘。另外，不要食用辛辣燥热食物，会加重便秘的症状。

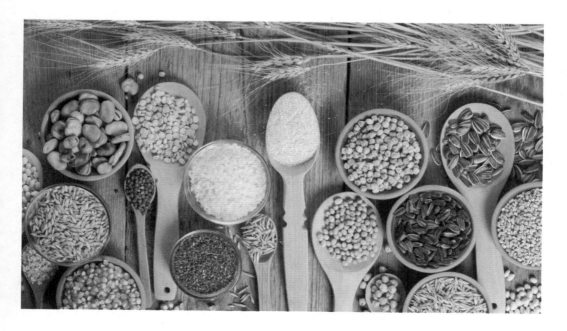

● 养成定时排便的习惯

准妈妈一定要养成定时排便的习惯，一旦有便意不要忍，要及时上厕所。只要连续几次在某个时间点如厕，慢慢就会形成习惯，以至于每天到这个时候就会产生便意，肠道就自然畅通了。另外，要注意不要养成如厕时看手机或看书的习惯，这会使排便意识受到抑制，降低直肠对粪便刺激的敏感性，久而久之会引起便秘。

● 多喝水防便秘

有很多人只要不渴就不喝水，这不好。其实当准妈妈感觉到渴时，身体已经缺水很长时间了。缺水也会引起便秘，所以准妈妈一定要改正忙起来就顾不上正常喝水的不良习惯。喝水需要技巧，即应每天在固定的时间喝水，有利于粪便松软，易于排出。最佳的方法是，每天早晨空腹饮温水200毫升。长期坚持会形成早晨排便的好习惯。

● 平时多运动

运动可刺激肠道，促进肠道蠕动。因此，每天不要久坐不动，可每隔1~2个小时起来做一下运动；每周一定要抽出时间，坚持做两三次健身运动。

贴心提示

如果准妈妈便秘比较严重，建议在医生的指导下服用药物。

 防治便秘的小窍门

孕育须知

假如便秘顽固，或是长期便秘，不妨尝试一些防治便秘的小窍门。

更多了解

以下几点防治便秘的方法，准妈妈不妨试试。

❶ 将蜂蜜和白醋用4∶1的比例调和成200毫升的蜂蜜白醋水，每天早饭前20分钟喝，或每天午饭、晚饭后马上喝。

注意：蜂蜜一定要是纯的蜂蜜，没有添加任何其他成分；白醋也是，米酿的才行。如果比较难喝，可以用水将其冲淡（胃不好不要喝）。

❷ 每天早餐后喝一杯酸奶，可缓解便秘。另外，熟透的香蕉也有缓解便秘的作用，可每天吃1~2根，不宜吃太多，否则会起反效果。

❸ 每天晚上围绕肚脐顺时针按摩100~200次，可有效缓解便秘。

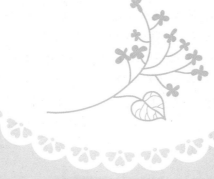

怀孕篇

孕1月

胎宝宝在发育

胎宝宝的身体发育

孕育须知

医学上往往把上一个月经周期结束到下一次排卵的大约2周的时间也计入孕期。实际上，真正的怀孕时间是从精子和卵子结合的一刹那，也就是医学孕期的第三周开始算起的。因此，胎宝宝的身体，是从进入孕期的第三周开始发育的。

更多了解

受精卵形成后就开始从受精的部位——准妈妈的输卵管不断向子宫运动，同时开始自身的分裂、增殖过程。30多小时后，受精卵分裂成2个细胞，然后再继续分裂成4、8、16……更多个细胞，并形成形如桑葚的胚胎（也叫桑葚胚）。

受精后7~8天，受精卵抵达子宫开始着床，11~12天完成着床过程。此后，胎宝宝就进入飞速发育期，胚胎细胞以惊人的速度分裂，细胞数量急剧增长，并逐步分化成不同的组织和器官。大脑的发育也会在这时候开始。到第4周结束的时候，胎宝宝已经发育成为头和身体相连、拖着长长的尾巴、形如小海马的小生命。这时候，胎宝宝通过一些轻微症状向准妈妈宣告自己的存在。

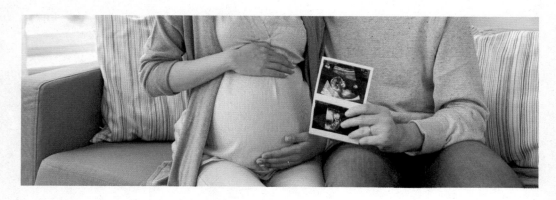

准妈妈的变化

准妈妈的身体变化

孕育须知

在孕期第1个月，由于胎宝宝刚刚开始形成和发育，准妈妈的身体不会发生很明显的变化，只有些轻微的身体症状和外观改变。

更多了解

准妈妈的身体变化。

❶ 子宫开始增大、变软，逐渐成为球状，子宫血管变粗、弹性增加，子宫颈变软。

❷ 准妈妈的乳房会在受孕后明显增大，乳晕颜色变深，输乳管和腺泡也会开始增生，为以后哺乳打下基础。

❸ 阴道黏膜开始变得肥厚、充血，阴道壁组织逐渐变得松软，伸展性逐渐增强。

❹ 准妈妈的外阴、肚脐周围和下腹部皮肤颜色加深，有些准妈妈还会出现妊娠纹。

❺ 轻微尿频。由于新陈代谢加快，肾脏负担加重，准妈妈会发现自己的小便次数增多了，少数准妈妈还可能因此发生肾盂肾炎。

补充营养

准妈妈继续补充叶酸

孕育须知

如果准妈妈在孕期缺乏叶酸，除了影响胎宝宝的发育，导致低体重、早产外，还容易使准妈妈出现胎盘早剥、先兆子痫、孕晚期阴道出血等危险状况。

更多了解

叶酸是胎宝宝细胞分裂和生长发育不可或缺的营养素。进入孕期的准妈妈不能忽视补充叶酸的重要性，应继续补充叶酸。

孕期补充叶酸同样有食补和药补两种方式，准妈妈可根据自身情况和医生的建议灵活掌握，科学补充。

需要注意的是，补充叶酸是一个连续的过程，不应该随便中断。准妈妈不仅孕早期要补，孕中期、孕晚期的准妈妈对叶酸的需要量也比较大，如果准妈妈的食物中叶酸含量不够充足，就应该在医生的指导下继续服用叶酸制剂，保证体内的叶酸充足。

贴心提示

怀孕后，准妈妈应该根据医生的建议，每天补充0.4毫克叶酸，切记不要过量。

饮食合理搭配，均衡营养

孕育须知

准妈妈的饮食要注意做到种类丰富、营养全面，并要进行合理搭配，才能保证摄入充分、均衡的营养。

更多了解

做到以下几点，合理搭配饮食。

❶ 主食与副食搭配平衡，酸性食物与碱性食物搭配平衡，干稀食物搭配平衡。

❷ 尽量选择不同种类的食物互相搭配，比如蔬菜搭配肉类、谷物，猪、牛、羊肉搭配谷物，蛋、奶搭配谷物、蔬菜、水产品等。

❸ 每天吃30~35种食物（包括调料在内）。

❹ 摄入一定量的粗粮（如小米、玉米、高粱、燕麦等）。

贴心提示

胎宝宝出生后的饮食习惯会深受妈妈影响，如果准妈妈希望宝宝日后养成良好的饮食习惯，自己就要先改掉挑食、偏食的坏习惯。

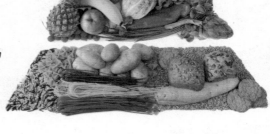

完美保健

怎样使用早孕试纸检测是否怀孕

孕育须知

准妈妈的尿液中含有大量胎盘滋养层细胞分泌的人绒毛膜促性腺激素（hCG），而未怀孕的女性尿液中几乎不含hCG，通过检测尿液中的hCG含量，通常可以判断准妈妈是否怀孕。

更多了解

最好在月经推迟两周后再使用早孕试纸做检测，并用清晨起床后第一次排出的尿液进行检测，测出的结果最准。

检测时，将早孕试纸浸入尿液中后，如果试纸上出现两条明显的红线，说明检测结果为阳性，准妈妈很可能怀孕了。如果只出现一条红线，则说明检测结果为阴性，准妈妈多半并未怀孕。如果一条红线也没有，说明试纸已经变质或操作错误，需要更换试纸，重新检测。

去医院验孕需要注意的问题

孕育须知

为保证检查结果准确，最好的办法还是去医院进行B超检查。准妈妈到医院检查是否怀孕前，做些相应的准备是很有必要的。

更多了解

一般情况下，准妈妈需要做好以下几个方面的准备。

❶ 去医院前最好空腹，并最好在上午9点前到达医院。

❷ 穿着宽松易脱的衣服。

❸ 选择条件合适的医疗单位进行初诊并建档。这样既便于后续孕期情况的连续观察，又免去了转诊的麻烦，不至于徒耗精力。

❹ 事先列好最后一次月经结束的时间、早孕反应情况及需要请教医生的问题，以利于回答医生的问题，并向医生咨询。

⑤ 初诊检查前一天晚上要休息好，保证有足够的精力应对第二天的检查。

 贴心提示

验孕检查除了判断准妈妈是否怀孕，还会进一步确认是否为宫外孕、是否患有疾病、是否存在严重影响胎宝宝健康的遗传病等状况，是非常有价值的。

孕早期尽量避免性生活

孕育须知

孕早期（怀孕1～3个月），准爸妈应该努力克制自己的欲望，尽量避免性生活。有习惯性流产史的准妈妈，应绝对禁止性生活。

更多了解

怀孕的前3个月是胎宝宝刚刚开始发育的阶段，胚胎和胎盘正处在形成时期，特别是胎盘和母体子宫壁的连接还不紧密，容易脱落。如果此时进行性生活，准妈妈的子宫很可能由于刺激而收缩，使胎盘脱离子宫，造成流产。

此外，准妈妈在怀孕期间阴道的分泌物增多，对病原体的免疫力减弱。一旦被不洁性生活传播的病原体感染，就有发生流产的危险。

贴心提示

爱的方式是多样的。即使不能进行性生活，夫妻之间也可以通过温柔的交谈、肢体的亲密接触、生活上的体贴等方式表达自己的爱，使婚姻生活充满乐趣和温暖。

进行一些强度不大的运动

 孕育须知

适度运动有利于准妈妈的身体健康，促进胎宝宝的发育，对准妈妈安度孕期好处多多。孕早期最好适当地参加一些不太剧烈的运动。

更多了解

孕期运动应当以既锻炼了身体又不给准妈妈的身体造成负担为基本原则。

如果准妈妈在孕前有运动习惯，所参加的运动项目强度也不大，则仍可继续进行以前的运动。如果以前没参加过运动，准妈妈可以循序渐进地进行一些运动强度不大、不容易使自己感到疲劳的运动，如散步、游泳、孕妇体操等。

 贴心提示

如果准妈妈在运动过程中不感到疲劳，运动停止后15分钟之内心率能恢复到运动前的水平，说明运动量比较适宜。反之，则说明运动量过大，应当及时调整。

✽ 散步是最适宜的孕期运动

孕育须知

散步可以增强准妈妈神经系统和心肺的功能，促进血液循环，加快新陈代谢，不论是对准妈妈健康水平还是对胎宝宝营养供应都有益。散步的运动强度也不大，是非常适合准妈妈的孕期运动。

更多了解

准妈妈散步时，有3个方面需要注意。

❶ 选好散步的地点。花草茂盛、绿树成荫的公园是最理想的散步场所。如果周围没有公园，也可选择一些清洁、僻静的街道作为散步地点。空气污浊的闹市区、集市以及交通要道对准妈妈和胎宝宝的健康有害，一定要避开。

❷ 选好散步的时间。准妈妈可以根据自己的工作和生活情况安排适当的时间，但以清晨和傍晚为佳。

❸ 穿着合适的服装。散步时要穿宽松舒适的衣服和鞋，这样才不会给准妈妈造成额外负担，增强散步的效果。

贴心提示

准爸爸最好陪同准妈妈一起散步，这样既可以增加夫妻间的交流，也可以培养准爸爸对胎宝宝的感情。

✽ 调节好情绪，使自己更乐观

 孕育须知

俗话说"母子连心"，准妈妈的情绪对胎宝宝的发育、健康状况都会产生影响。

更多了解

准妈妈在怀孕期间应当注意调节心情，尽量保持乐观的情绪。

准妈妈在怀孕期间心态平和、心情舒畅，会给宝宝创造良好的发育环境，使胎宝宝安然、舒适地在子宫内成长，生下的宝宝也就更健康、更聪明。

如果准妈妈经常处于紧张、恐惧、焦虑、忧郁、悲伤的情绪状态中，血液中的有害物质含量就会增加，并通过胎盘影响宝宝，可能导致胎宝宝畸形、早产。如果准妈妈的情绪过度紧张，体内肾上腺皮质激素的分泌增加，可能会影响胎宝宝的上颌发育，造成腭裂。

✳ 感冒需要细心护理

孕育须知

孕早期、孕中期的胎宝宝各器官尚未发育完全，准妈妈患感冒后，病毒可能通过胎盘使胎宝宝受到感染，影响胎宝宝的器官发育，造成先天性心脏病、脑积水、无脑畸形、小头畸形、唇裂、腭裂等严重后果。

更多了解

怀孕后应尽量预防感冒，准妈妈一旦患了感冒，不要因为担心药物会给已经到来的胎宝宝带来影响就在家拖着不去医院。准妈妈应该及时去医院，在医生指导下合理用药（告诉医生自己已经怀孕），尽快控制感染，清除病毒，以防病情加重。居家要注意以下方面，细心护理。

病症	处理
感冒	准妈妈仅有鼻塞、轻微头痛的症状时，一般不需用药，应多饮开水，充分休息，依靠自身免疫力对抗病毒。感冒比较严重，出现咳嗽、头痛等症状且长久不愈时，可在医生的指导下用药，一般很快会痊愈
高热	准妈妈如出现高热，体温达39摄氏度及以上，可用温湿毛巾擦拭颈部和两侧腋窝，反复擦拭20～30分钟，直至体温降至38摄氏度及以下，并注意卧床休息，多饮水。不可擅自盲目用退热药物。持续高热3天以上者应积极治疗，病情痊愈后检查，确定胎宝宝是否正常

用带须葱白熬汤服用，可以散寒解表，不但可以预防感冒，还可以治疗轻度感冒。在感冒初起时，也可尝试一些食疗法，如稍加一些胡椒、生姜的鸡汤可减轻鼻塞、流涕的症状。

✱ 孕早期会有正常出血

孕育须知

在孕早期，大约50%的准妈妈会出现阴道出血现象，大多是正常出血，准妈妈要保持情绪稳定。

更多了解

孕早期正常出血情况如下。

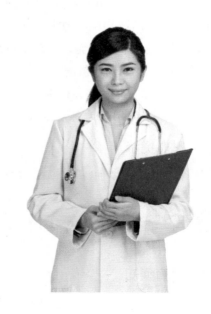

① 受精卵着床出血。在孕早期，受精卵进入子宫和在子宫壁上着床时一般都会有一两天轻微的出血。这是胎宝宝生长发育应有的表现，是完全正常的。

② 黏膜出血。准妈妈怀孕后，腹腔经常处于充血状态，一旦受到外来的刺激（如性生活、提重物等），阴道、子宫口的黏膜就会出血。这种出血症状很轻微，一般会在短时间内自行止住。

③ 宫颈息肉出血。宫颈息肉是子宫颈部位生长的良性小疙瘩。由于宫颈息肉表面有丰富的微血管存在，轻轻触动就会出血。

贴心提示

少量、短时间的出血一般都属正常现象，不会对胎宝宝的生长发育产生影响，准妈妈无须担心。

孕早期非正常出血

孕育须知

准妈妈如果在孕早期大量出血，且伴有腹痛，很有可能就是病理原因引起的出血。

更多了解

孕早期非正常出血的情况如下。

❶ 宫外孕引起的出血。宫外孕指受精卵不在子宫里着床，而在输卵管中停留和发育的现象。宫外孕导致的出血一般在怀孕2个月左右出现，同时伴有恶心、腹部剧痛等症状。如果有这些状况发生，准妈妈要立即到医院进行手术，否则会有生命危险。

❷ 性病引起的出血。如果准妈妈患有性病（淋病、梅毒、生殖器疣等），怀孕期间也会出现不同程度的出血现象。性病引起的出血比较容易分辨，表现为血液黏稠并伴有腥臭味，同时伴有阴道及外阴瘙痒等症状。

❸ 葡萄胎引起的出血。葡萄胎不是真正的胎宝宝，而是胎盘绒毛滋养细胞异常生长，子宫内出现如葡萄般的水泡状颗粒。葡萄胎通常会引起反复出血，除了可引起流产，还可能使准妈妈因失血过多发生贫血，流产时出现大出血，甚至导致死亡。

❹ 流产引起的出血。流产也会引起出血。这种出血量比较大，往往伴有腹痛。

贴心提示

如果准妈妈在怀孕1～3个月出现伴有腹痛的大量出血，一定要及时到医院检查。

 孕早期腹痛不可掉以轻心

孕育须知

很多准妈妈在孕早期都会出现下腹隐痛，这通常是子宫因怀孕而变大、子宫韧带受拉扯所致，是完全正常的。但是，宫外孕也会引起腹痛，这时则会对准妈妈的生命产生威胁，绝对不能掉以轻心。

更多了解

受精卵本应到达子宫后"安营扎寨"，但有的受精卵就停留在了输卵管里。在输卵管里发育、长大的受精卵会将输卵管胀裂，这时候会出现严重的腹痛。

而宫外孕引起的腹痛一般为下腹坠痛，有肛门下坠感，同时伴有恶心、呕吐、尿频、阴道不规则出血等症状。情况严重时，准妈妈的疼痛感非常剧烈，甚至出现冷汗淋漓、四肢发冷、晕厥的情况。这时候必须立刻去医院，否则可能有生命危险。

贴心提示

停经后疑似怀孕应该做个B超，以便确认是否怀孕，如果怀孕了，可以及时发现是否为宫外孕，以便及时处理。

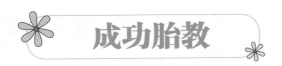

成功胎教

提前准备胎教卡片

孕育须知

虽然使用图像卡片进行胎教需要到孕晚期才可以进行，但考虑到早孕反应、准妈妈身心保养所耗费的精力和时间等，提前开始准备，在孕早期就把胎教用的图像卡片准备好，应该是最妥当的办法。

更多了解

准妈妈可以购买现成的胎教卡片，也可以亲自动手制作，体验一下亲手为宝宝制作东西的乐趣。

制作卡片的纸最好选浅色的，淡黄、淡蓝、粉色、纯白色的纸都比较适宜。纸的形状最好是正方形，边长为12厘米，不可太大。写字的笔可选彩色笔，也可选用黑色或其他颜色的深色笔（这样的笔写出来的字显得清晰，有助于准妈妈在胎教过程中集中注意力，获得明确的视觉感）。准备好纸和笔后，准妈妈只要把事先选定的数字、拼音、英文字母、汉字等内容写上即可。

贴心提示

美术基础比较好的准妈妈还可以为卡片上的内容配图，或在卡片上画上花边作为装饰，使用的时候效果自然更好。

对胎教保持一颗平常心

孕育须知

很多准爸妈抱着培养"神童"的心态实施胎教，一旦宝宝出生后表现得不够出众，便认为胎教没有用，因而建议其他准爸妈放弃胎教，这是错误的。

更多了解

准爸妈实施胎教的主要目的应该是让胎宝宝的大脑、神经系统及各种功能在母体中得到更健全、更完善的发展，为出生后接受教育、适应环境的能力更强打下基础，而不是培养"神童"。只要胎宝宝能获得更好、更全面的发展，胎教的目的就达到了。追求神乎其神的胎教"效果"，并不是准爸妈应该做的。

贴心提示

准爸妈在选择胎教方案时，不要轻信市场上一些打着"专家"旗号的天才胎教方案，而应该通过一些正规渠道，系统地学习关于宝宝发展的知识（包括孕期精神卫生、儿童心理、教育学、胎教常识等），并结合自己的实际，逐步形成适合自己的胎教方法。

避免不良情绪的影响

孕育须知

准妈妈的情绪状态对胎宝宝发育的影响是绝对不能小视的。

更多了解

如果准妈妈经常精神紧张、大喜大悲，就会使体内的激素分泌异常，形成不良的宫内环境，对胎宝宝发育造成危害。

如果准爸妈在恶劣的情绪下进行胎教，用粗暴的语言、凶恶的语调和胎宝宝对话，就会使胎宝宝感到烦躁不安。

准妈妈只有保持良好情绪，心情舒畅，对生活充满希望，才能给胎宝宝创造良好的发育环境，使胎宝宝生长得更健康、更苗壮，还有利于胎宝宝出生后良好性格的培养。

贴心提示

准爸妈在实施胎教时，还应遵循人体生长发育的规律，按胎宝宝的月龄有的放矢地实施胎教，不要急于求成。

孕2月

胎宝宝在发育

胎宝宝的身体发育

孕育须知

孕2月，胚胎长1～2厘米，胎宝宝的中枢神经系统、心脏开始发育。

更多了解

第5周：胚胎将来发育成宝宝身体的基础——三胚层就已经形成了。这时的胚胎四肢处开始形成肢体的"幼芽"，嘴巴已经初具雏形。心脏和骨骼的基本形状已经形成，主要的内脏，如肾脏和肝脏开始生长，连接脑和脊髓的神经管也开始工作，原肠开始发育，视网膜、耳朵的组织结构、骨架也正在形成。这一周还是胎宝宝大脑发育的关键期——到本周周末，胎宝宝的中枢神经管将从胚胎的底部伸展到顶部，进而形成脊髓和大脑。

第6周：胎宝宝的面部和五官继续发育，形状更加明显；四肢的"幼芽"更加突出；心脏已经开始分化出心室。

第7周：胎宝宝的发育速度出现了飞跃性的提高，脸、头发、眼皮、舌头、耳朵在悄悄地发展和形成，四肢已经可以看出胳膊和腿的雏形。

第8周：胎宝宝的发育速度仍然很快，只在短短几天内就长出了眼皮、鼻子、耳朵、肘关节，手、脚开始发育，心脏的主动脉瓣和肺动脉瓣开始发育，支气管则开始像树枝一样地分支，生殖器也略现雏形（当然，这会儿还看不出宝宝的性别）。

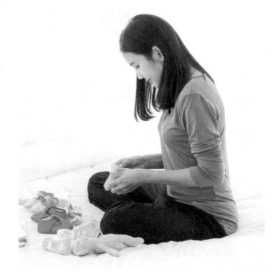

准妈妈的变化

准妈妈的身体变化

孕育须知

随着孕龄的增加，准妈妈开始出现一些明显的怀孕症状，早孕反应也开始变得严重了。

更多了解

准妈妈的身体变化。

❶ 准妈妈的乳头变得更加敏感，不经意的触摸都感觉疼痛。乳房开始发胀，进一步增大、变软，乳晕处开始出现结节。还可能出现轻微的阴道出血现象（上厕所时发现内裤有血迹或便后出血）。

❷ 准妈妈会变得容易疲劳、嗜睡。

❸ 准妈妈将出现明显的早孕反应，早晨起床后通常会感到恶心，容易呕吐，还可能感到嘴里有一种说不清的难闻味道。

❹ 大部分准妈妈会出现尿频症状。

补充营养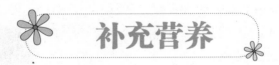

准妈妈怎么补锌

孕育须知

锌是一种对人的发育和健康具有重要作用的金属元素，在人体蛋白质和核酸的合成，细胞的分裂、分化和生长的过程中都是不可或缺的。

更多了解

如果准妈妈在怀孕的时候缺锌，会致胎宝宝宫内生长受限、免疫功能差、大脑发育受阻、中枢神经系统畸形等不良状况。

准妈妈在整个怀孕期间，体内的锌含量应保持在1.7克左右，每天的推荐摄入量为5～20毫克。

牡蛎、鲜鱼、牛肉、羊肉、猪肝、猪肾、蛋类、紫菜、面筋、烤麸、麦芽、黄豆、绿豆、蚕豆、花生、核桃、栗子、苹果等食物含有丰富的锌，准妈妈可以根据实际选择食用。

❀ 贴心提示

硫酸锌、葡萄糖酸锌等补锌制剂，也是方便、可靠的补锌来源。但建议准妈妈在医生指导下服用。

❀ 孕吐严重的准妈妈如何保证营养

❀ 孕育须知

早孕反应会使准妈妈的食欲大打折扣，对食物中营养的吸收也因为频繁的呕吐而大大减少。这时候，准妈妈应该通过改变就餐方式、食物种类、食物烹调方式等调整饮食，保证摄入充分的营养。

❀ 更多了解

早晨起床先吃一点富含蛋白质、碳水化合物的食物，如牛奶加苏打饼干、面包加鸡蛋等补充营养，避免后续恶心、呕吐，吃不下东西。然后再去洗漱。

此外，柠檬、脐橙、菠萝等酸味水果具有增加食欲、止吐的作用，准妈妈可以尝试用这些水果做菜，缓解剧烈呕吐带来的不适。酸梅汤、橙汁、甘蔗汁等饮料也可以缓解早孕反应带来的不适，准妈妈可以适当饮用。

❀ 贴心提示

维生素B_6中含有吡哆醛，可以促进大脑内具有抑制作用的神经递质γ－氨基丁酸的生成，从而间接起到止吐的作用。孕吐严重的准妈妈，可以在医生的指导下服用维生素B_6，但一定要注意适量，否则可能引起中毒。

❀ 通过饮食减轻孕吐的症状

❀ 孕育须知

孕吐是胎宝宝为了维护自身安全以及向准妈妈宣告自己的存在而通过激素作用引发

的生理性反应。准妈妈通过调整饮食，一般可以减轻孕吐症状。

更多了解

❶ 清晨起床时，准妈妈的血糖比较低，容易发生呕吐。准妈妈可以预备一些小零食放在床边，清晨起床前先吃一点，或者起床前吃一小勺蜂蜜，可以帮助准妈妈升高血糖，减少孕吐。

❷ 适当地吃些生姜，也可以缓解恶心、呕吐的症状。

❸ 苹果、香蕉都具有调节电解质平衡的功效，准妈妈可以适当地吃一些。

❹ 餐前或餐后半小时喝一些淡茶、柠檬水，有助于缓解反胃的症状。

❺ 将甘蔗去皮捣烂，取汁半杯，生姜洗净捣碎，取汁1汤匙，将两种汁混合调匀，稍温后饮服。

贴心提示

疲劳、剧烈运动、嘈杂的环境都会加剧孕吐症状，所以，准妈妈一定要注意休息，运动要量力而行，并尽量待在安静的环境中。

✽ 避免吃容易引起流产的食物

孕育须知

山楂、马齿苋等过量食用容易引起流产，不利于准妈妈和胎宝宝安度孕期，准妈妈最好少吃。

更多了解

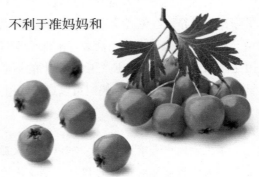

摄入过多容易引起流产的食物如下。

山楂：山楂中某些成分可以使子宫平滑肌兴奋，从而引起子宫收缩，导致流产。

薏米：薏米也可以使子宫平滑肌变得兴奋，引起子宫收缩，从而导致流产。

马齿苋：马齿苋性寒凉、滑利，非常容易引起流产。

杏：杏味酸、性大热，可能导致滑胎。

芦荟：芦荟味苦性寒，有一定的毒性，还有很强的泻下作用，很容易导致流产。

甲鱼：甲鱼性寒味咸，有较强的通血络、散瘀作用，因而可能导致流产。

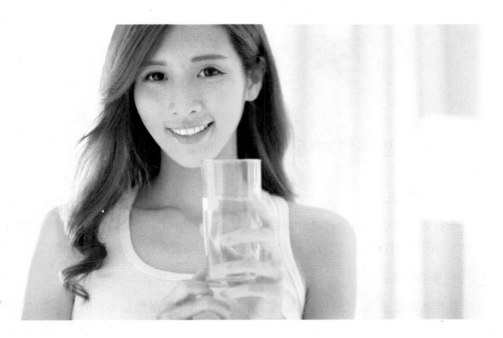

科学饮水，维护孕期健康

孕育须知

准妈妈怀孕后，身体新陈代谢的速度加快，对水的需求也随之增加，坚持科学饮水，对准妈妈的孕期健康是非常重要的。

更多了解

准妈妈在孕期喝的水以白开水为最佳，矿泉水、淡茶水由于含有多种微量元素、茶多酚等健康物质，也比较适合准妈妈饮用。喜欢喝果汁的准妈妈每天可喝少量鲜榨果汁，不要喝超市出售的瓶装果汁。

准妈妈每天最少喝6杯水（按一杯水200～250毫升算），最好每隔2小时喝一次。再加上食物中含的水，准妈妈每天的水摄入量应该保持在2 000毫升左右。

贴心提示

准妈妈不能等到感觉口渴了再喝水。口渴是大脑中枢发出的身体缺水的求援信号，如果感到口渴，说明准妈妈体内的水已经失衡。

完美保健

✿ 孕期怎样应对电离辐射

孕育须知

准妈妈孕期适当用手机或电脑也是无妨的，不用过于紧张，但在某些电子设备数量多的工作岗位或IT业、电视台、放射科等工作时，需要考虑暂时离开工作岗位。

更多了解

首先从数量来说，如果准妈妈的工作环境中电子设备数量不多的话，应该没有什么大问题。但是对于IT业、电视台、放射科等需要频繁、大量接触电子仪器的工作的准妈妈来说，办公室内经常会有几十台，甚至上百台电子设备，电离辐射量过大，可能会对胎宝宝产生一定的不良影响。准妈妈最好先离开工作岗位。

其次从接触时间来说，准妈妈每天使用电脑的时间不宜超过4小时。孕期的前3个月，也就是胎宝宝器官形成期，不应大量使用电子设备。

最后从接触的距离来说，保持30厘米以上的距离，就可以有效降低辐射伤害。还有一种电离辐射来自于电子设备背面的电线圈。所以准妈妈要尽量避免坐在电子设备背后工作，可将后方电子设备的朝向往旁边移。

✿ 孕期怎样使用手机

孕育须知

准妈妈接电话时最好先把手机拿到离身体较远的距离接通，然后再放到耳边通话，长时间聊天不要使用手机，睡觉时注意不要把手机放在枕边。

更多了解

让身体离手机稍微远一点。当手机正在接通时，其辐射是未接通时的20倍，而手机只剩一格电时的辐射也要远远超过满格时，此时应让手机远离头部，尽量避免将手机挂在胸前或腰间，睡觉时不要将手机放在枕头下。

不宜长时间使用手机聊天。使用手机聊天最好长话短说，也可选用免持听筒或无线蓝牙耳机。

孕期怎样安全地使用家电

孕育须知

家电也有电离辐射。不过并没有确切证据证明家电影响胎宝宝发育，准妈妈对家电不必太害怕，只要家电不密集，不近距离、长时间使用就可以。

更多了解

家电不要扎堆放：家电扎堆工作时，辐射会变大，最好不要同时使用多种家电。

及时关闭电器的电源：不用的家电，一定要关上电源，因为通电的电器照样能产生大量电离辐射。

使用时保持安全距离：家电应该挑选正规厂家的产品，同时使用时保持一定的安全距离。开启和关闭电源时尽量使身体离远一些，吸尘器、加湿器、微波炉在使用中要离身体至少1米。

缩短使用家电的时间：一些与人体接触较为紧密又会经常使用的家电，每次使用时间越短越好。

看电视、电脑后及时洗脸、洗手：长时间看电视、电脑后，应及时洗脸、洗手，可在电脑边放杯清水，水是吸收电磁波的最好介质。

准妈妈不要使用电热毯：一方面电热毯会放射出强烈的电离辐射，另一方面电热毯的持续高温，会导致胚胎中的蛋白质发生变性，影响胎宝宝的健康。

孕早期准妈妈不宜使用抽油烟机：厨房油烟对准妈妈和胎宝宝伤害很大，抽油烟机的辐射也很强，孕早期准妈妈应尽量避免做饭，必须做饭时，尽量缩短炒菜时间，并通过自然通风来除油烟。

贴心提示

准妈妈可以多吃一些防辐射食品：绿茶（不宜过量饮用）、海带、猪血、绿豆、黑木耳等。

孕期散步的简单轻松方法

孕育须知

散步是准妈妈在整个孕期都十分适合的运动方式，这种运动强度适中，并兼有放

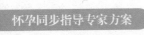
松、娱乐性质，对身心健康十分有益。

 更多了解

准妈妈如果想提升自己的能量，保持身体健康，为接下来的8个月做好准备的话，可以尝试以下两种轻松、简单的散步方法。

❶ 放松式散步法。以放松、短小的步伐向前迈，一定要以一个自己感到舒适的节奏进行，手臂自然放在身体两侧，散步时可练习分娩所需要的呼吸方法，即用鼻子深吸气，然后用口呼气。

❷ 间隔式散步法。首先进行10分钟的放松热身散步。然后以中速慢走1分钟，最后快速走2分钟。行走的过程中要保持头部朝上，肩膀放平，手肘弯曲放在身体两侧。在行走的过程中两臂应该摆动起来帮助身体的平衡，重复这种散步方法6次，最后进行放松慢走5分钟。

✱ 准妈妈睡什么样的床好

孕育须知

准妈妈睡的床应该软硬适度。

更多了解

太硬的硬板床会使准妈妈的身体缺乏缓冲力，从而翻身过频，导致多梦、易醒、睡眠质量不高，无法达到解乏的目的，不宜选用。

太软的软垫床会让准妈妈不易翻身。而始终保持一个姿势睡觉，会使人感觉疲劳。随着孕程的进展，准妈妈的体重日渐增加，腹部不断增大，无法变换姿势的睡眠方式还容易使准妈妈患上慢性腰肌劳损，也不宜选用。

准妈妈睡的床应该软硬适度，比较硬的棕垫床或在硬板床上铺9厘米厚的棉垫所具有的软硬度比较适宜，准妈妈可以在这两者之间做出选择。

✱ 准妈妈看电视的讲究

孕育须知

即使孕期生活比较清闲，准妈妈也不应该没完没了地看电视。偶尔看一下的话，也不应该不加选择、随心所欲，而应该在科学原则的指导下合理、有度地看电视。

更多了解

准妈妈看电视需要注意的问题。

❶一次看电视的时间不要超过2小时，避免过度用眼。

❷准妈妈距电视机应在2米以上，最好穿上防辐射服。

❸不要蜷在沙发里看电视，以免腹腔内压增大，胃肠蠕动受限，诱发胆道疾病。

❹避免看有恐怖、惊险、血腥、暴力等情节或容易使人悲伤落泪的节目，以免引起精神紧张，对胎宝宝不利。

贴心提示

除了看电视，准妈妈可以听听音乐，欣赏一些优美、高雅的画作和其他艺术品，以此来充实自己的孕期。

孕吐严重需要就医

孕育须知

严重的孕吐会导致准妈妈脱水，这时就必须去医院治疗。

更多了解

孕吐一般情况下不会影响身体健康，只要坚持一段时间，情况自然会好转。但是，有些严重的孕吐会导致准妈妈脱水，这时就必须去医院治疗。

准妈妈在孕吐期间，一旦出现小便量减少或小便颜色呈黑黄色，或出现晕眩、虚弱、心跳加速、呕吐次数频繁、不能进食、呕吐物中夹有血丝等症状，都必须马上去医院，千万不要耽搁。

贴心提示

许多准妈妈认为少吃东西可以预防孕吐，常常少吃或不吃东西。这种做法其实是错误的。如果准妈妈因为害怕孕吐就减少饮食，不但对缓解症状没有帮助，反而会使准妈妈缺乏必要的营养。

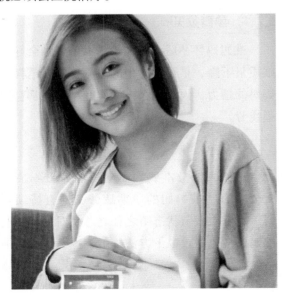

❈ 心情不好时，找人倾诉一下

 孕育须知

　　早孕反应会让准妈妈感觉心情忧郁、情绪低落，倾诉是发泄不良情绪的有效方法之一。学会倾诉，对准妈妈来说是非常有益的。

❈ 更多了解

　　孕期出现自己无法应对的情况，心情忧郁、情绪低落的时候，准妈妈可以向准爸爸倾诉，让准爸爸的爱变成强有力的支持，帮助自己渡过难关。

　　如果不想对准爸爸说，准妈妈也可以对亲密的朋友倾诉。约上自己的好朋友一起逛逛街、聊聊天，让朋友的安慰和鼓舞促使自己消除心理压力，恢复愉快心情。如果好朋友正好也在怀孕，或是已经生育了宝宝，两人还可以交流孕产经验，更能够缓解准妈妈的焦虑，增强准妈妈的信心。

❈ 贴心提示

　　准妈妈怀孕后，可以准备一个专门的日记本，把怀孕时的心情、点点滴滴的生活感受用日记的形式记录下来，也不失为一种排解不良情绪的好办法。

❈ 怎样缓解孕期疲劳

 孕育须知

　　准妈妈怀孕后，体内孕激素的增加会导致睡眠质量下降，早孕反应中的恶心、呕吐消耗了准妈妈的精力，因此很多准妈妈在孕早期都会感到很疲劳。

❈ 更多了解

　　虽然大部分准妈妈孕早期的疲劳不会持续太久（有些准妈妈的孕期疲劳会一直持续到分娩），但对疲劳状态听之任之总是对怀孕不利。准妈妈可以通过以下方法，缓解疲劳袭来时的不适症状。

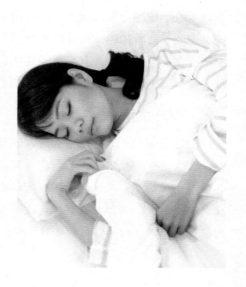

❶ 抓紧时间补觉。如果准妈妈晚上经常睡不好觉，白天又得上班，最好在中午抓紧时间小憩一会儿，即使是15分钟的睡眠也能起到很好的作用。

❷ 做一些轻松的运动。散步等强度不大的运动能有效改善疲劳的状况。准妈妈可以在准爸爸的陪同下，到附近的公园、广场、体育场、田野或河边散散步，还可以边散步边聊天，既能解除疲劳，又能增进夫妻间感情。

❸ 用热水泡脚。用热水泡脚可以起到舒经通络、温暖全身的作用，对消除一身的疲劳十分有效。

准妈妈泡脚要注意的问题

孕育须知

热水泡脚能够促进血液循环，有效防止静脉曲张，准妈妈泡脚是有益的，不过泡脚也是有很多讲究的。

更多了解

准妈妈泡脚的时间要掌握好，不能太长，泡的时间太长，会引起出汗、心慌等症状，应该以20分钟为最佳，最长也不能超过半小时，并且泡脚的水不能太热，温水就可以了。

虽然中药足浴在养生保健方面有着一定的作用，可准妈妈却要避免。因为中药泡脚可能会刺激到准妈妈的性腺反射区，对准妈妈与胎宝宝的健康造成不良影响。不仅是中药，其他药物也要避免，最好用清水泡。准妈妈在孕后期不能做足底按摩，以防发生流产。

贴心提示

如果准妈妈患有严重的脚气，最好不要用热水泡脚，以免水疱破裂，使伤口感染，对准妈妈和胎宝宝不利。

准妈妈怎样预防流产

孕育须知

孕早期是流产的高发时期。由于这时候胎宝宝刚进入子宫不久，与准妈妈之间的连接还不是很紧密，一旦受到外界干扰（如准妈妈患病、被动吸烟、饮酒、接触有毒化学物质、遭遇高温、遭遇高噪声和强烈震动、情绪异常激动等），都可能造成流产。

🌸 更多了解

在胎宝宝和准妈妈还没有建立牢固连接的孕早期，准妈妈应从饮食习惯、日常起居、心理保健等多方面加以注意，预防流产。

❶ 保证良好的生活规律。每天最好保证睡够8小时，如果条件允许还可以午睡一会儿。此外，准妈妈还应该养成每日定时大便的习惯，确保大便通畅，预防便秘。

❷ 调整饮食。准妈妈在孕早期应该多吃蔬菜、水果、豆制品、蛋类、瘦肉、奶制品等富含维生素和矿物质的食物，并应尽量做到合理搭配、营养均衡。山楂、薏米、螃蟹、甲鱼等食物容易引起流产，不宜多吃。

❸ 不做容易引起流产的动作。弯腰、搬重物、伸手到高处取东西、频繁上下楼等活动均易使准妈妈的腹部肌肉紧张，从而诱发流产。

❹ 注意个人卫生。准妈妈在孕期应该勤洗澡、勤换衣。

🌸 贴心提示

流产对准妈妈来说虽然很不幸，有时候却是淘汰有缺陷的胎宝宝、确保出生的宝宝生命力旺盛的一种自然选择。如果是这种情况，准妈妈不必感到内疚，更不要盲目保胎，以免导致有缺陷的宝宝出生。

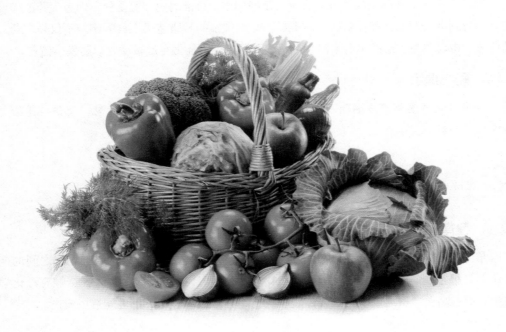

成功胎教

意念胎教：想象胎宝宝的模样

孕育须知

准妈妈和胎宝宝之间存在着心理、生理多方面的联系，在想象胎宝宝模样的同时，准妈妈已经通过自己的意念对胎宝宝进行了胎教，并渗透到胎宝宝的身心之中，从而会对胎宝宝的相貌产生一定的有利影响。

更多了解

如果准妈妈在做胎宝宝的形象构想时，情绪逐渐达到最佳状态，还能促进生长激素的分泌，使胎宝宝面部结构及皮肤发育良好。

准妈妈千万不要小看"心理图像"的神奇力量。有时间的时候，试着想象一下自己的宝宝出生后是什么模样，长得比较像爸爸还是像妈妈，将会具备什么样的性格，长大后可能具有哪些才能等，并试着将想象中宝宝刚出生时憨态可掬的模样画下来，或在孕期日记中写下自己对宝宝的希望和祝愿，都有助于促进胎宝宝的发育，并使准妈妈充满活力，可以轻松应对孕期遇到的困难。

贴心提示

从孕早期开始，准爸爸应该多对着准妈妈的肚子讲话，多和胎宝宝打招呼、聊天，还可以温柔地抚摸准妈妈的肚子，使胎宝宝早日感受到准爸爸的爱抚，对未曾谋面的准爸爸产生信任感。

选择最佳时间进行胎教

孕育须知

虽然胎教对胎宝宝的发育具有促进作用，却不是随时都可以进行的，准爸妈应该努力掌握胎宝宝和准爸妈的生理规律，在一天的最佳时间进行胎教。

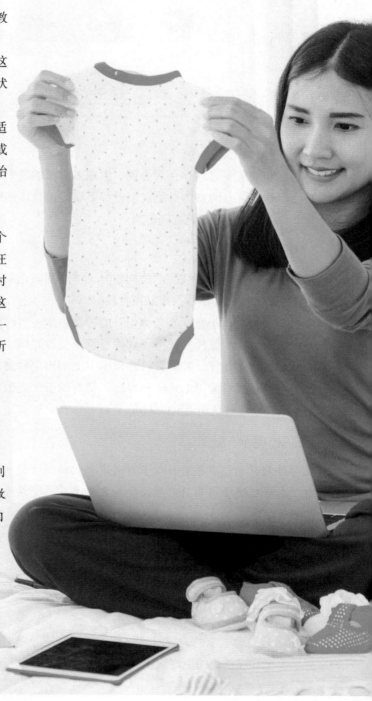

更多了解

一天中的两个最佳胎教时间如下。

❶ 中午12点前后。这时准妈妈的视力处于最佳状态，可以清晰地看到事物，感受事物中蕴藏着的美，适宜在此时欣赏优美的风景或艺术性强的绘画作品，为胎宝宝创造良好的情绪环境，促进胎宝宝的发育。

❷ 晚上8~11点。这个时间段是准妈妈精力比较旺盛、听觉神经最敏感的时期，也是最佳胎教时间。这时准妈妈最好能和准爸爸一起对胎宝宝说说话，或听听音乐，对胎宝宝进行胎教。

贴心提示

胎宝宝是十分敏感的，准爸妈有一点点负面情绪，他都能感觉到，并因此受到不良影响。因此，实施胎教前，准爸妈一定要先调整自己的情绪，尽量保持积极、正面的精神状态。

孕3月

 胎宝宝在发育

胎宝宝的身体发育

孕育须知

进入孕3月，胎宝宝的大脑进入第一个发育高峰期，脑细胞快速分裂，脑垂体开始分泌生长激素，促使神经系统进一步发育。

胎宝宝的各部分身体器官也会初步形成，已经不是原来胚胎的模样，而可以真正地被称为"胎宝宝"了。

更多了解

第9周：胎宝宝头臀长大约为3.2厘米，从外观上看更像一个"人"了。胎宝宝的头部已经可以直立，头颅开始钙化，眼皮差不多可以盖住眼睛，耳朵的轮廓更加清晰，颈部也得到了进一步发育。胎宝宝四肢逐渐拉长，已经出现手肘和手腕部的弯曲，手指变长，指尖稍微突出。

第10周：胎宝宝的基本器官已经全部形成，并且开始分工合作。在胎宝宝的面部，胎宝宝的牙床已经形成，耳朵的塑造工作也已经完成。胎宝宝的手指、脚趾上的蹼状物逐渐消失，指甲隐约可见，手腕和脚踝的发育也已经完成。如果是男宝宝，他的睾丸也将开始分泌雄激素。

第11周：胎宝宝的重要生命器官，大脑、肝脏、肾脏、胃肠开始发育，骨骼细胞发育加快，骨骼变硬，四肢和身体也变得更长，甚至可以通过B超清晰地看到胎宝宝脊柱的轮廓。

第12周：胎宝宝的眼睛显得更为突出，虽然仍紧紧闭合，但两眼之间的距离却拉近了。胎宝宝的手指和脚趾在此时已经完全分开。随着胎宝宝腹腔的发育，原来挤在脐带里的小肠开始逐步移动到腹部。

准妈妈的变化

准妈妈的身体变化

孕育须知

准妈妈的腰围变得更大，乳房开始急剧膨胀。由于子宫增大，膀胱和直肠受到压迫，尿频开始困扰准妈妈。到本月月中，孕早期严重的孕吐症状已经开始大大减轻，准妈妈的胃口也开始好转。

更多了解

准妈妈的身体变化。

❶ 准妈妈的体重不会增加太多，乳房却膨胀得更大，乳头和乳晕的颜色也逐渐加深。孕吐的症状依然存在，但不久就会结束了。

❷ 准妈妈的腹部开始微微隆起，腰围变得更大。呕吐、疲倦、尿频、便秘等早孕反应还将继续存在，有的准妈妈乳头上还会长出白色的小微粒，即医学上所说的蒙氏结节。

❸ 准妈妈的子宫会增大到柚子大小，位置也升到了骨盆以上。有些准妈妈腹部出现妊娠纹，还有的准妈妈的脸上会在此时长出褐色的妊娠斑。

❹ 早孕反应减弱甚至停止。有的准妈妈皮肤表面还会出现蜘蛛痣、血管瘤、毛细血管扩张等血管性改变，有的准妈妈手掌还会泛红（医学上称之为掌红斑）。

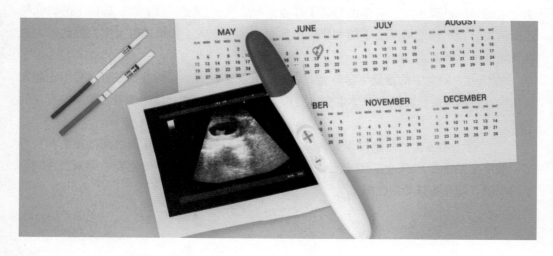

补充营养

准妈妈怎么补镁

孕育须知

镁是人体细胞内的主要阳离子，也是和人的生命活动具有密切关系的必需微量元素。准妈妈如果缺镁容易出现情绪不佳、易激惹等症状，还容易诱发妊娠高血压，出现水肿、蛋白尿、昏迷、抽搐等症状。

更多了解

镁在食物中的含量比较丰富。绿叶蔬菜、紫菜、小米、玉米、荞麦面、高粱面、燕麦、马铃薯、黄豆、黑豆、蚕豆、豌豆、豇豆、豆腐、冬菜、辣椒、蘑菇、阳桃、桂圆、核桃、虾米、花生、芝麻、海产品等食物都含有丰富的镁，肉类、牛奶中也含有一定量的镁。精制食品中镁的含量很低，如果想通过调整饮食来补充镁，准妈妈最好少吃制作过于精细的食物，多吃粗粮，多吃绿叶蔬菜。

贴心提示

准妈妈对镁的补充量是每天100毫克。通过服用镁制剂补充镁要在医生指导下合理进行。如果擅自服用镁制剂，很可能导致镁元素过量，反而影响身体健康。

孕期要少吃哪些调料

孕育须知

热性调料对胎宝宝的发育不利，准妈妈最好还是敬而远之。

更多了解

热性调料主要包括小茴香、大茴香、花椒、桂皮、辣椒、五香粉等。这些调料性燥热，准妈妈吃得太多容易发生便秘。便秘的准妈妈用力排便又会使腹压增大，压迫子宫内的胎宝宝，容易造成胎动不安、畸形、胎膜早破、自然流产、早产等不良后果。

贴心提示

准妈妈的孕期饮食一定要清淡，每天食盐的摄入量应该控制在5克以内。

完美保健

准妈妈穿着要宽松、舒适

孕育须知

随着孕程的进展，准妈妈的腹部会越来越隆起，腰围、胸围也会越来越大。准妈妈对服装有了新的要求，不但要外观漂亮，更应该穿着宽松、舒适。

更多了解

这时候穿宽松式样的衣服能使准妈妈感觉更舒服。服装的轮廓最好是上小下大的且宽松的"A"形，上下分体的套服会更好。背带装既在腋部、腹部和胯部的设计比较宽松，背带长度又可以自行调节，准妈妈穿后可以伸展自如，是比较适合准妈妈的服装款式。

注意选择合适的内裤

孕育须知

不刺激皮肤、透气性好、吸水性强、触感柔和的纯棉内裤最适合准妈妈。

更多了解

由于阴道分泌物逐渐增多，准妈妈所穿的内裤应该保证面料柔软，不刺激皮肤、透气性好、吸水性强、触感柔和的纯棉内裤最适合准妈妈。

此外，准妈妈还可以选择专门为孕期设计的孕妇专用内裤，这种内裤一般都带有活动腰带，准妈妈可以根据腹围的变化随时调整内裤的腰围，穿起来十分方便。到了孕晚期，准妈妈还可以选择有前腹加护的特殊孕妇内裤。这种内裤可以起到托腹的功效，帮准妈妈减轻胎宝宝给自己的身体造成的负担，让准妈妈轻松度过孕期。

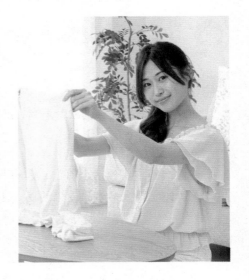

穿专门的孕妇胸罩

孕育须知

由于乳房的不断胀大，以前的胸罩已经不能再用，准妈妈又该购买新的胸罩了。

更多了解

准妈妈在孕期所穿的胸罩有讲究。

❶ 准妈妈所穿的胸罩最好不要有衬垫、硬钢托，透气性一定要好，面料应该柔软、吸水性强，以纯棉质地最为理想。

❷ 准妈妈胸罩的色调应该明亮、轻快，白色、粉色、淡蓝色等可以带来好心情的颜色比较适合。

❸ 准妈妈穿的胸罩肩带应该在肩胛骨和锁骨之间，使准妈妈在穿着时不会有束缚感。选购的时候，准妈妈可以通过举手、耸肩等动作检查它是否会掉下来或让自己感到不适。

❹ 准妈妈在孕期最好选择用软钢托支撑的全罩杯胸罩，并应方便穿脱、清洗，最好选择搭扣在前面的。

贴心提示

准妈妈至少应该购买2件孕期胸罩，以供换洗。

穿舒适的低跟鞋

孕育须知

准妈妈穿鞋应该首先考虑安全性，选择鞋子时应遵循松软、合脚、鞋跟高低适宜的原则。

更多了解

高跟鞋、易脱落的凉拖等都不宜再穿，选购穿着舒适的低跟鞋，才是准妈妈应该做的。

购买鞋子的时候，准妈妈应着重观察鞋子有没有能牢牢支撑身体的宽大后跟，脚背部分是不是能和鞋子紧密结合，还要看鞋子的鞋跟高度合不合适，是不是保持在2～3厘米，鞋底有没有防滑纹。

准妈妈要远离樟脑丸、风油精

孕育须知

樟脑丸、风油精的成分可以通过胎盘进入胎宝宝体内，干扰胎宝宝的正常发育，甚至引起胎宝宝畸形、死胎或流产。

更多了解

天然樟脑丸的主要成分是樟脑，樟脑可以经皮肤、呼吸道被人体吸收，进入人体后会和体内的葡萄糖–6–磷酸脱氢酶结合，生成无毒物质被排出体外。怀孕的准妈妈如果体内缺乏葡萄糖–6–磷酸脱氢酶，不能顺利将樟脑排出体外，就会受到樟脑的危害而出现呕吐、贫血、皮肤干燥、脱发等症状，甚至发生过敏性湿疹。樟脑还可以通过胎盘进入胎宝宝体内，干扰胎宝宝的正常发育，甚至引起胎宝宝畸形、死胎或流产。合成樟脑丸的主要成分是萘、对二氯苯等，萘、对二氯苯都具有一定的毒性，可以引起急性或慢性中毒，使准妈妈出现疲劳、头晕、头痛、呕吐、腹泻、食欲下降、腰痛、尿频等症状，还会引起视神经、视网膜病变和肝肾损害，甚至诱发癌症。

风油精和清凉油中含有樟脑，此外还含有冰片、薄荷脑等刺激性成分，很容易导致准妈妈早产，也不宜使用。

贴心提示

偶尔接触一次樟脑对准妈妈的影响不大，无须过分担心。如果准妈妈接触樟脑比较多，除了马上脱离樟脑多的环境，还应该定期到医院进行检查。

哪些家务活要交给准爸爸

孕育须知

孕期安全是第一位的，一些较重的或容易给准妈妈造成危险的家务活，最好交给准爸爸来做。

更多了解

以下家务活最好交给准爸爸做。

❶ 打扫屋顶、擦拭衣柜、在柜顶取放东西等需要登高的家务活，准妈妈一定不要做。

❷ 搬动沉重的物品，也要让准爸爸和其他家人来做。

❸ 地毯中容易隐藏螨虫，杂物碎屑，残留的防腐剂、铅、镉等有害物质，使胎宝宝畸形或流产。所以清洁地毯的工作，准妈妈最好让准爸爸做。

❹ 擦地、庭院除草等需要长时间弯腰或下蹲的家务活准妈妈不宜做。

❺ 晾衣服属于比较花费力气的活，如果长时间地做，也容易造成流产，最好交给准爸爸来做。

❻ 需要长久地待在寒冷的地方才能完成的活，也最好由准爸爸来做。因为寒冷环境容易使准妈妈受刺激而流产。

❼ 需要接触含有化学物质的家用清洁用品的家务，特别是需要接触烤箱清洁剂、化学干洗剂等有毒清洁产品的家务活，由准爸爸来做。

贴心提示

做饭时，厨房中的有害气体要比室外浓度高出许多倍，加之煎炒食物时产生的油烟，使厨房成为家中有毒气体密度最大的地方。所以，准妈妈最好少入厨房，如果一定要去厨房，也应当尽量减少停留时间。

准妈妈孕期不良情绪的危害

孕育须知

怀孕后，除了生理上发生变化，准妈妈心理也会发生微妙的变化，变得更容易忧郁和激动。

更多了解

怀孕期间的恶劣情绪，无论对胎宝宝还是对准妈妈都有比较大的危害。当准妈妈处于不安情绪中时，胎宝宝的胎动次数会比平时多，甚至多达正常次数的10倍。如果胎宝宝长期不安、体力消耗过多，很容易造成出生时低体重。如果准妈妈与人争吵后，情绪一直不能平复，胎宝宝的胎动次数会比正常情况下增加一倍。临床研究已经证明，准妈妈如果在怀孕4～10周时情绪过度不安，可能导致胎宝宝口唇畸变，甚至使胎宝宝出现腭裂、唇裂。

长期忧郁引起的精神过度紧张，则会使准妈妈的大脑皮质与内脏之间的关系失调，引起循环系统功能紊乱，易导致胎盘早剥，甚至使胎宝宝死亡。即使胎宝宝能够顺利出生，长期抑郁的准妈妈所生的宝宝也很容易出现身体功能失调，特别是出现消化系统功能紊乱。

贴心提示

准妈妈一定要多关注自己在孕期的心理健康，感到忧伤和恐惧时要及时向家人求助，平时也应当积极进行自我疏导，使自己远离孕期不良情绪的困扰。

深呼吸有助于准妈妈缓解不良情绪

孕育须知

在感到心烦意乱时，找一个安静的地方进行一下深呼吸，对准妈妈稳定情绪和集中注意力是非常有帮助的。

更多了解

进行深呼吸时，准妈妈可以选择任何场所——可以在床上，也可以在沙发上，只要能使自己的身体得到舒展，环境又比较安静，就可以了。

选好地方后，准妈妈要全身放松，使腰背尽量舒展，双目微闭，手可以放在身体两侧，也可以放在腹部（衣服也要尽可能宽松一些），然后一边默数"1、2、3、4、5"，一边用鼻子慢慢地吸气，争取坚持5秒（肺活量大的准妈妈可以选择吸气6秒，肺活量小的准妈妈可以选择吸气4秒）。

吸气时，准妈妈要让自己感到气体被储存在腹中，这样效果更好。然后，准妈妈再缓慢、平静地将储存在腹中的气全部呼出来（用嘴或鼻子都可以）。呼气一定要慢，最好能保证呼气的时间是吸气时间的2倍。也就是说，如果吸气用了5秒，呼气就应该用10秒。这样反复呼吸1～3分钟，准妈妈就会感到心情平静、头脑清醒。

贴心提示

每天早上起床时、中午休息前、晚上临睡时各进行一次深呼吸，准妈妈在怀孕期间动辄焦躁的精神状态可以得到很大改善。

准妈妈如何应对孕期尿频

 孕育须知

由于体内激素分泌改变以及增大的子宫压迫膀胱，准妈妈会在怀孕2～3个月时出现尿频的症状，有些情况比较严重的准妈妈，还会出现尿失禁。

更多了解

准妈妈应对尿频的对策。

❶ 适当控制睡前的饮水量，最好在临睡前1~2小时不要喝水。

❷ 如果尿频严重，甚至有尿失禁感觉时，可以使用卫生巾或卫生护垫，以防弄脏裤子。

❸ 穿棉质、宽松的内裤，并每天换洗。

❹ 出现排尿疼痛或烧灼感等异常现象，说明准妈妈可能出现泌尿系统感染，应立即到医院做检查，不可耽误。

贴心提示

准妈妈不可因为担心尿频或尿失禁而尽量少喝水，这会增加孕期便秘和脱水的风险，还容易患泌尿系统感染。

✱ 孕期便秘用药要谨慎

孕育须知

准妈妈进入孕期后，由于内分泌发生变化，体内孕酮增加，肠道蠕动减慢，再加上逐渐增大的子宫压迫胃肠道，肠道蠕动能力不足，都易发生便秘。

更多了解

便秘不但使准妈妈经常感到腹痛、腹胀，还会长痔疮。有些便秘严重的准妈妈，甚至出现肠梗阻，并引发早产。便秘还会给准妈妈的分娩造成阻碍，堆积在肠道中的粪便妨碍胎宝宝下降，容易导致产程延长甚至难产。

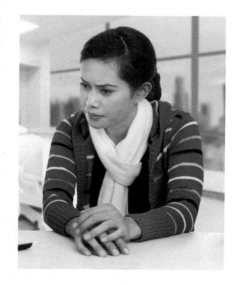

为避免便秘造成的不良影响，准妈妈可以吃一些性质温和的食物帮助通便，比如芹菜、酸奶、燕麦。但是，像蓖麻油、大黄、番泻叶这类刺激性比较强的泻药，和液体石蜡之类的润滑性泻剂，因为容易引起流产、胎宝宝畸形和增加胎宝宝出生后患低凝血酶原血症的风险，最好还是不用为妙。

成功胎教

 ## 制订胎教计划

◐✿ 孕育须知

　　胎教是一项持续数月的连续工程，制订合理的胎教计划，可以使准爸妈的胎教活动进行得更有方向、更科学、更有效。

◐✿ 更多了解

　　准爸妈胎教一日安排计划。

时间	胎教计划
7：00	吃早饭，收拾餐桌，给胎宝宝讲爸爸妈妈早上发生的事（语言胎教开始后）
12：30	午睡，给胎宝宝朗读故事书、讲故事或与其对话（阅读胎教开始后）
18：00	吃晚饭，收拾饭桌，通过对话与胎宝宝进行交流（语言胎教开始后）
20：00	准爸妈互相配合，对宝宝进行抚摸、语言、光照等各种胎教（按合适的孕龄任选一种或几种）

音乐胎教的几种方法

孕育须知

　　音乐胎教不仅可以使准妈妈的情绪得到调节，还可以使胎宝宝的生长发育环境得到改善，促使胎宝宝发育得更加健康、聪明。

更多了解

　　音乐胎教的几种方法如下。

　❶ 音乐熏陶法。音乐熏陶法指准妈妈通过收听音乐，在优美的音乐声中放松心情，调整身心状态，为胎宝宝创造良好的发育环境，促使胎宝宝变得更健康、更聪明的胎教方法。

　❷ 哼唱谐振法。指准妈妈用轻柔的声调对胎宝宝哼唱优美、轻松的歌曲，达到与胎宝宝心音共鸣的胎教方法。

　❸ 父教子"唱"法。指准爸爸抚摸着准妈妈的腹部，对着胎宝宝轻声"教唱"一些简单的音阶或儿童歌曲的胎教方法。

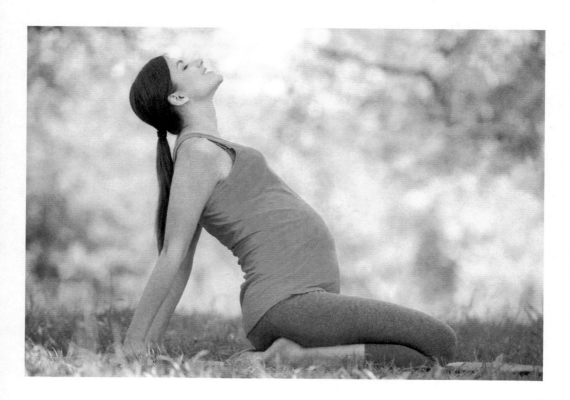

进行音乐胎教的注意事项

孕育须知

进行音乐胎教，时间最好选在晚上7~9点，而且要选择适合准妈妈和胎宝宝的胎教音乐。

更多了解

进行音乐胎教的注意事项。

❶ 准妈妈听音乐不宜戴耳机，音量应控制在45~55分贝。音量太大会使胎宝宝感到不安，甚至损害胎宝宝的听觉器官。

❷ 时间最好选在晚上7~9点，听的时间不宜过久，一般以5~10分钟为宜。

❸ 音乐节奏不能太快。太快的节奏会使胎宝宝紧张，因此，重金属摇滚就不适合作为胎教音乐。

❹ 音乐的音域不宜过高。过高的声音会造成胎宝宝神经之间的刺激串联，使胎宝宝的脑神经受到损伤。

❺ 胎教音乐应该具有明朗的情绪、和谐的和声。

贴心提示

准妈妈在听胎教音乐时，如果能合着音乐展开丰富的想象，让晴空万里的蓝天、悠悠的白云、彤红的晚霞、清澈见底的小溪、皎洁的月光、温柔的妈妈、可爱的小宝宝等生动感人的画面给胎教增添丰富的感情色彩，将会有更好的效果。

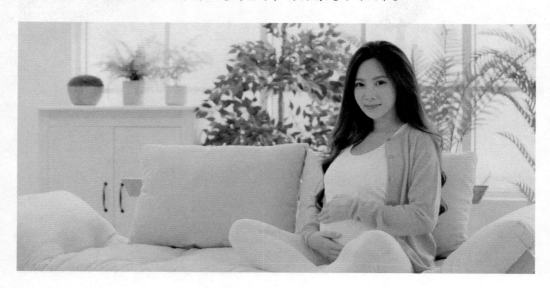

孕4月

胎宝宝在发育

胎宝宝的身体发育

孕育须知

进入孕4月，胎宝宝的身体继续快速发育，将胎宝宝和准妈妈的身体联结在一起的脐带也已经开始成形。总的说来，这个月的胎宝宝，已经越来越像一个漂亮娃娃了。

更多了解

第13周：胎宝宝头臀长已经达到100毫米，体重大约为70克。经过不断发育，胎宝宝的脸部轮廓变得更加清晰。五官更加明显；双眼更靠近；嘴唇已经能够张合。胎宝宝内脏器官也已经开始工作。胰腺开始分泌胰岛素；肾脏及输尿管开始工作，能顺利排出吞下的羊水；胎宝宝腹部与母体连接的脐带，也已经开始和母体进行营养与代谢废物的交换了。

第14周：胎宝宝头臀长大约有120毫米，体重达到110克，脸看上去更像成人了；随着大脑的发育，现在的胎宝宝已经可以调动脸部肌肉做皱眉等怪相。

第15周：胎宝宝的身高和体重将会发生巨大的变化，体重和头臀长会迅速增长。胎宝宝开始长出细细的眉毛，头发也开始在头顶长出，腿长开始超过胳膊，手的指甲完全形成，指部的关节也开始活动了，准妈妈可以感受到明显的胎动。

第16周：胎宝宝的头臀长大约有140毫米，体重增加到200克。这时的胎宝宝头部与躯干、四肢的比例看起来越来越协调了，循环系统和尿道在这时也完全进入了正常的工作状态。

准妈妈的变化

准妈妈的身体变化

孕育须知

进入孕中期的准妈妈已经没有了早孕反应，身体也已经适应了怀孕所带来的变化。

更多了解

准妈妈的身体变化。

❶ 准妈妈的子宫在继续增大，腹部明显隆起，腰变得更粗了，乳房继续迅速增大，准妈妈的腹部和乳房的皮下弹力纤维开始断裂；有的准妈妈可以从乳头中挤出少量乳汁来。

❷ 由于体内激素水平的改变，准妈妈的阴道分泌物明显增多，乳晕颜色明显变深，乳晕的面积也在增大，偶尔还会出现乳房皮肤瘙痒的症状，但是不会出现肿块或损害。

❸ 准妈妈的腹部更加突出，由于骨盆前倾，准妈妈身体的重心前移，背部肌肉的负担加重，准妈妈可能会经常感到腰背痛。

补充营养

准妈妈合理补钙的重要性

孕育须知

从怀孕第4个月起，准妈妈就应该开始科学、适度地补钙。

更多了解

为预防缺钙引起的腰酸、腿痛、手脚发麻、腿部肌肉痉挛等孕期不适，从怀孕第4个月起，准妈妈就应该开始科学、适度地补钙。钙是构成人体骨骼和牙齿的重要元素。从怀孕第5个月起，胎宝宝的恒牙牙胚开始发育，再加上骨骼的发育，都需要大量的钙，胎宝宝发育所需的这些钙元素需要从准妈妈的体内获得。

准妈妈如何通过饮食补钙

孕育须知

准妈妈通过饮食来补钙是最安全的补钙方式。

更多了解

虾皮、虾米、海带、紫菜、奶制品、豆制品、木耳、芝麻、芝麻酱、发菜、话梅、葵花子、茶叶、雪里蕻、苔菜、口蘑、泥鳅等食物中含有丰富的钙，准妈妈可以根据自己的情况选择食用。

适当的蛋白质、维生素D、酸性氨基酸和低磷膳食则有助于钙的吸收。但是，食用菠菜、油菜、谷物麸皮等含有大量草酸或植酸的食物时，吃盐过多，高蛋白质食物吃得过多都会影响身体对钙的吸收。

此外，人体骨骼中的钙磷比是2：1，过多的磷会把体内的钙"赶"出体外。所以，准妈妈补钙期间，一定要少摄入碳酸饮料、咖啡、汉堡包、比萨饼、小麦胚芽、动物肝脏、炸薯条等高磷食物。

准妈妈如何选择钙补充剂

孕育须知

目前市场上的钙补充剂种类繁多，大致可分为无机钙和有机钙两种。

更多了解

无机钙主要指碳酸钙，这是最早的补钙产品，含钙量高，价格便宜，但溶解度和吸收率却比较低；有机钙指葡萄糖酸钙、乳酸钙、枸橼酸钙，含钙量相对较低，价格比较高，但吸收率相对较高。

贴心提示

准妈妈胃内充分的食糜可干扰饮食中草酸的作用，促进钙的吸收。所以，钙补充剂应该在吃饭后不久服用，不要空腹服用钙补充剂。

补钙不是越多越好

孕育须知

钙摄入过多会干扰准妈妈对其他元素的吸收利用，也可能增加患肾结石的危险。所以，补钙只要适度就可以了，千万不能过量。

更多了解

补钙不是越多越好，通过钙补充剂补钙容易出现补充过量的风险。一个成年人对钙的最高耐受量是每天2 000毫克。如果超过这个限度，就会给人体造成许多危害。在钙摄入量充足的前提下，准妈妈摄入的钙越接近最高耐受量，危害健康的风险就越大。

孕中期的准妈妈每天需要补充1 000毫克左右的钙。准妈妈一定要先征询医生的意见，在医生的指导下合理服用钙补充剂，切勿擅自行事。

贴心提示

晒太阳可以使准妈妈在阳光的照射下体内合成维生素D，提高身体对钙的吸收率。

准妈妈适当补碘很重要

孕育须知

碘是人体甲状腺素的组成成分，还具有促进神经系统发育、增强机体活力、提高人体反应灵敏度、维持正常生殖功能的作用。

更多了解

如果准妈妈在孕期缺碘，就会使胎宝宝的甲状腺素合成不足，大脑皮质中分管语言、听觉和智力的部分发育不全，胎宝宝出生后容易出现不同程度的听力障碍、智力障碍等异常。

怀孕的准妈妈对碘的需求量比一般人高，每天需要摄入175微克左右的碘，大约比平时多25微克。

海带、紫菜、海蜇、海虾等海产品和碘盐中含有丰富的碘，准妈妈应适当摄入。

贴心提示

碘遇热容易升华，炒菜时如果过早加盐，将会有40%～90%的碘因受热升华而损失。所以，想通过碘盐补碘，盐一定要最后放，以减少损失。

补铁预防缺铁性贫血

孕育须知

　　随着胎宝宝的生长，从母体中摄取并储存出生后所需要的铁的量逐渐增加，准妈妈对铁的需求量也就大大增加。如果准妈妈的饮食中所含的铁不足，又没有服用铁剂进行补充，就容易出现缺铁性贫血。

更多了解

　　缺铁性贫血会造成准妈妈子宫、胎盘的血液供应不足，使准妈妈对失血的耐受性变差，容易出现宫缩无力、产程延长、产后出血等危急状况。缺铁性贫血还会引起准妈妈免疫力下降，使准妈妈发生感染的概率比正常孕妇高5～6倍。严重缺铁性贫血的准妈妈由于血红蛋白携带氧气不足，很容易使胎宝宝缺氧，引起胎宝宝生长受限、早产，甚至死胎。

　　所以，缺铁性贫血对准妈妈和胎宝宝健康的危害不能小视，一定要提早预防，及时纠正。

　　为满足胎盘发育、子宫增大、母体血红蛋白增多、分娩失血以及胎宝宝生长发育等对铁的需要，准妈妈在整个孕中期（怀孕4～7个月）应该每天摄入20毫克铁。

　　黑木耳、红枣、红豆、动物内脏、瘦肉、动物血、蛋黄、鸡、鱼、虾、豆制品、绿叶蔬菜、番茄、黄花菜、桃子、李子、樱桃、葡萄干等食物中含有丰富的铁，准妈妈可以有选择地食用。

贴心提示

　　如果条件允许，准妈妈可以在医生的指导下服用铁剂对铁进行补充。

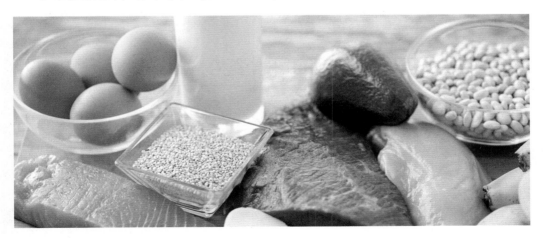

完美保健

适度游泳，减轻孕期不适

孕育须知

游泳是非常适合准妈妈的有氧运动，不但可以促进准妈妈的血液流通，帮准妈妈维持正常体重，改善心情，还可以减轻怀孕所带来的种种不适，对准妈妈来说好处多多。

更多了解

准妈妈游泳要注意的问题。

① 准妈妈在游泳前，首先要征询一下医生的意见。如果医生对准妈妈的情况进行全面分析后，确定能够游泳，准妈妈再去。

② 一般情况下，准妈妈每周可以游泳1~2次，每次可以游500米左右。每次游完泳后，准妈妈的心跳每分钟不超过130次，游泳后10分钟内能恢复到游泳前的心率，说明游泳运动量比较合适。如果超出了这个标准，胎宝宝就可能受到危害。

③ 最好在恒温的室内游泳池游泳，水温以29~31摄氏度为宜，并要注意避开阳光的直射。

④ 上岸时要注意擦干身体，避免感冒。

贴心提示

有过流产、早产史，阴道出血，经常腹痛，患妊娠高血压和心脏病的准妈妈都不适宜游泳，应当在医生指导下采取别的方式锻炼身体。

准妈妈须保持正确的日常姿势

孕育须知

进入孕中期后，准妈妈的肚子逐渐增大、膨隆，身体重心前移，身体各部位的受力方式也发生了变化，在坐、立、行等日常生活行为方面都要注意保持正确的姿势，避免出现意外。

更多了解

日常生活中，准妈妈要注意保持以下正确姿势：

❶ 站姿。背部挺直，尽量舒展，使胎宝宝的体重集中到准妈妈大腿、臀部及腹部的肌肉处，并受到这些部位的支撑。

❷ 坐姿。坐在椅子上时，准妈妈应让自己的后背稳稳地靠在椅背上，双腿平放，通过椅背给腰背部的支撑来减轻脊柱的压力。

❸ 睡姿。准妈妈的睡姿也会随时间的推移而变化。刚进入怀孕第4个月、腹部隆起还不高时，准妈妈睡觉可以采用自由的体位，怎么舒服怎么来；到了怀孕第5个月或腹部隆起已经很高时，就最好采取左侧卧的姿势入睡。

❹ 起立。从椅子上坐起来时，准妈妈应该先把手扶在大腿上，支撑一下自己，然后再挺直腰背，慢慢地站起来。

❺ 坐下。当准妈妈想坐下时，应先用手在大腿或扶手上支撑一下，再挺直后背，然后慢慢地坐在椅子上。

✤ 孕中期过性生活应该注意的问题

孕育须知

孕中期是整个孕期中最安全的性爱时机，准爸妈应该选择在这时候享受"性福"。

更多了解

虽然孕中期是整个孕期中最安全的性爱时机，但是，准妈妈毕竟有孕在身，为了胎宝宝不受伤害，也为了准妈妈的安全，有些性爱细节必须注意。

❶ 前戏不要过于激烈。如果过度刺激准妈妈的乳头，有些准妈妈会因此出现腹部肿胀，对准妈妈及胎宝宝不利。所以，准爸爸要尽量避免过度抚摩准妈妈的乳房。如果准妈妈的乳头流出液体，更不能再进一步刺激准妈妈的乳房。另外，准爸爸还要尽量避免过于激烈地爱抚准妈妈的阴道。

❷ 选择不压迫腹部的体位。如果准妈妈在性爱过程中感觉疼痛、辛苦或者腹部受压，千万不要强迫自己忍耐，而应该马上换别的体位。

❸ 最好戴安全套。精液中含有会使子宫收缩的前列腺素，有过剖宫产、早产史和腹部易肿胀的准妈妈，在性生活时最好让准爸爸戴上安全套。

❹ 掌握性生活频率。孕中期的性生活以每周1~2次为宜，切忌过于频繁。

❺ 开始性生活前，准爸妈都要充分对手掌以及指甲等进行清洗，并且要养成勤剪指甲的习惯。

贴心提示

有些准妈妈会在孕中期表现出强烈的性欲，当准爸爸准备配合时又会突然拒绝，令准爸爸困惑不已。其实，这时的准妈妈并不是真想性交，而是想享受和准爸爸亲密接触所带来的甜蜜感。准爸爸多给予准妈妈一些热情的拥抱、甜蜜的亲吻与温柔的爱抚，效果也许会更好。

不要过分担心孕期的差异表现

孕育须知

有些准妈妈比较容易焦虑，一旦自己出现和其他准妈妈不一样的怀孕现象，就会忧心忡忡，担心胎宝宝患病或畸形。在心理学上，这属于"致畸幻想"，是完全没有必要的。

更多了解

如果准妈妈整天焦虑不安、忧心忡忡，担心宝宝患病或畸形，会影响胎宝宝的正常发育。

人与人之间存在着天然的个体差异，每个准妈妈的怀孕过程都是独特的，不可能和别人完全相同。只要准妈妈在孕前做了必要的检查和咨询，医生已经排除了胎宝宝畸形或患病的可能性，就完全没必要担心胎宝宝的健康问题。

准妈妈可以通过阅读宁静心绪

孕育须知

阅读时，人们的思绪会集中在文字上，进入书籍的世界，紧张的身体和大脑可以因此得到放松，从而可以抚平凌乱的心绪。

更多了解

阅读也是一种放松心情、对抗抑郁的好办法。

如果准妈妈感到沮丧，不妨读读杂志，通过新奇广博的见闻、优美的图片和文字纾解不快，给自己的心灵寻找一些安慰。如果准妈妈感到枯燥，不妨看一看艺术画册，让艺术的深邃和魅力给自己的生活抹上丰富的色彩。如果准妈妈感到压抑，不妨去阅读小说，让天马行空的想象、扣人心弦的情节带领自己从现实生活中逃离，放飞心绪，去寻找理想中的美好世界……

在心情平静的时刻，多阅读一些怀孕、生产方面的书籍也可以让准妈妈增长知识，放松心情，保持良好心态。

准妈妈怎么缓解小腿肌肉痉挛

孕育须知

由于缺钙、受寒、疲劳等原因，很多准妈妈到了孕中期，会受到小腿肌肉痉挛的困扰。

更多了解

小腿肌肉痉挛多半在夜间发生。由于疼痛突然从睡梦中惊醒，很多准妈妈觉得很惊慌，结果使疼痛感愈发强烈。其实，掌握一些科学、有效的方法，很快就可以缓解小腿肌肉痉挛所带来的痛苦。

❶ 绷紧小腿肌肉。准妈妈可以自己把脚面竖起来，和脚腕保持垂直；也可以请准爸爸帮忙把脚扳起来，这样保持几分钟。如果疼痛不太强烈，准妈妈可以平躺着用脚跟用力抵住墙壁，或马上下床使脚跟着地，都可以起到拉伸小腿肌肉、缓解疼痛的作用。

❷ 按摩。准妈妈可以自己按摩，也可以请准爸爸帮自己轻轻按摩疼痛处的肌肉，也可以起到缓解疼痛、消除小腿肌肉痉挛的作用。

❸ 热敷。如果拉伸小腿肌肉和按摩还不能奏效，准妈妈还可以请准爸爸用热毛巾帮自己热敷肌肉痉挛的部位。热敷可以促进血液循环，缓解肌肉痉挛，很快就可以消除肌肉痉挛带来的不适。

贴心提示

如果准妈妈出现臀部肌肉痉挛，并向大腿根部放射，可能是坐骨神经受压所致。

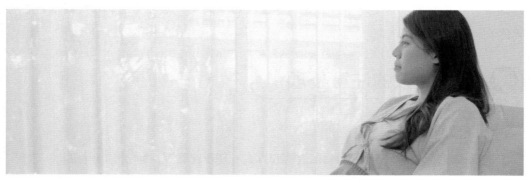

成功胎教

可以开始语言胎教了

孕育须知

进入怀孕第4个月，胎宝宝已经开始有了听觉，准爸妈就可以尝试对胎宝宝进行语言胎教了。

更多了解

语言胎教指准爸妈在孕期用温柔、亲切、富有情趣和美感的语言对胎宝宝讲话，在胎宝宝的大脑中形成最初的语言印象，为胎宝宝后天的学习打基础，并促进胎宝宝生长发育。

进行语言胎教的方法。

❶ 给胎宝宝起个乳名。如果准爸妈能在进行语言胎教时给胎宝宝起一个乳名，并经常用乳名呼唤胎宝宝，就会使胎宝宝形成对乳名的记忆。

❷ 多用温柔、亲切的语调和胎宝宝讲话。开始胎教后，准爸妈可以选择一个固定的时间，用温柔、亲切的语调和胎宝宝讲话。讲话可以不必限定内容，既可以问候胎宝宝，又可以给胎宝宝讲一讲自己对他的期盼，还可以讲故事、朗诵诗词、念儿歌。每次时间不宜过长，1~3分钟即可，但最好每次都要以相同的词语开头，再以相同的词语结尾，以加深胎宝宝的记忆。

贴心提示

准爸爸要多参与语言胎教。有研究表明，和准妈妈的女声比起来，准爸爸低沉、浑厚的男性声音更容易通过羊水传递到胎宝宝的耳朵里，胎宝宝也喜欢听到准爸爸的声音。

语言胎教的注意事项

孕育须知

进行语言胎教时，要注意胎教的内容和方式，还要注意观察胎宝宝的反应。

胎宝宝不喜欢准爸妈吵架时高亢、尖锐、充满恶意的声音，也不喜欢听训斥、命令、指责等容易使人产生负面情绪的声音。在进行胎教时，准爸妈应该注意选择情感温馨、寓意积极、浅显易懂的内容，用柔和、清晰的声音和胎宝宝进行交流。准爸妈讲话的时候不要太快，逻辑也不要太混乱，以免胎宝宝听不明白准爸妈的话。

如果胎宝宝听到不喜欢的声音，往往通过踢腿等比较激烈的胎动动作进行抗议。所以，准爸妈在胎教过程中要多留意胎宝宝的反应。如果胎宝宝动得比较厉害，说明不喜欢或无法承受被施予的胎教内容，准爸妈应该立即停止。

贴心提示

胎宝宝的绝大部分时间在睡眠中度过，为了不打搅胎宝宝的睡眠，准爸妈一定要先观察和掌握胎宝宝的作息规律，选择在胎宝宝清醒的时候进行胎教。

抚摸的作用

孕育须知

抚摸可以使胎宝宝早日感觉到准爸妈的存在，并向胎宝宝传达准爸妈对他的浓浓爱意，使胎宝宝在爱的暖流中发育得更好。

更多了解

抚摸可以激发胎宝宝运动的积极性，为胎宝宝出生后动作能力的迅速发展打基础。经历过抚摸的胎宝宝，出生后无论是翻身、抓、握、爬行，还是坐、立、走等动作的发育都会比没有经过抚摸而出生的宝宝要超前。

此外，抚摸可以促进胎宝宝的大脑发育，同时还可以锻炼胎宝宝皮肤的触觉，使胎宝宝触觉神经感受体外的刺激，从而促进胎宝宝大脑细胞的发育，使胎宝宝变得更聪明。

抚摸的具体方法

孕育须知

抚摸可以分为：普通抚摸法、触压法、轻拍法、亲子游戏法。

更多了解

普通抚摸法：准爸妈在腹部放松的前提下，用手掌按照从上至下、从左至右的顺序，反复抚摸准妈妈腹部，达到刺激胎宝宝发育的目的。

触压、轻拍法：怀孕4个月后，准妈妈可以在普通抚摸法的基础上适当增加一些轻微的触压、轻拍的动作，给胎宝宝以触觉的刺激。具体实施的时候，准妈妈一定要先做普通抚摸法，再实行触压、轻拍，不要太性急。

亲子游戏法：怀孕5个月后，准爸妈可以在胎宝宝胎动时，和胎宝宝玩一玩抚摸和拍打的小游戏。进行游戏时，准爸妈可以先在准妈妈腹部从上至下、从左至右有节奏地轻轻拍打，当胎宝宝用小手或小脚进行回应时，准爸妈在被踢或被推的部位轻轻拍2下，再换一个距离不太远的地方进行拍打，引导胎宝宝向新的位置运动，胎宝宝在新的位置再次做出回应。

✳ 进行抚摸的注意事项

✿ 孕育须知

抚摸应有规律性，准妈妈还要掌握力度，随时观察胎宝宝的反应。

✿ 更多了解

进行抚摸的注意事项。

❶ 进行抚摸前，准妈妈应排空小便，并仰卧或靠坐在床上，保持腹部的完全放松。

❷ 抚摸的时间不宜过长。每天可以做1~3次，每次5~10分钟。

❸ 抚摸胎宝宝应该定时，最好在傍晚胎动频繁时进行，不宜太晚，以免胎宝宝兴奋过度、手舞足蹈，使妈妈无法入睡。

❹ 进行抚摸时，应保持室内空气新鲜、温度适宜、环境怡人。

❺ 怀孕8个月前，准爸妈抚摸的方向最好固定为从左到右、从上到下；怀孕8个月后，抚摸的方向应改为从下到上，以免胎宝宝随着爸爸妈妈的手势来回翻动，造成脐带缠绕。

❻ 抚摸过程中，如果胎宝宝出现"拳打脚踢""转身躲避"等异常胎动，说明胎宝宝感到不舒服，应立即停止抚摸。

❼ 有习惯性流产、早产、出血及早期宫缩的准妈妈，不宜进行抚摸。

✿ 贴心提示

如果胎宝宝的活动太激烈，准妈妈感觉难以忍受时，准爸爸可以一边轻抚胎宝宝，一边轻柔地对胎宝宝说话，往往可以起到平息胎宝宝激烈胎动的作用。

孕5月

胎宝宝在发育

 ### 胎宝宝的身体发育

孕育须知

孕5月是胎宝宝生长发育十分快速的时期，胎宝宝在这个月的变化也十分明显：不但已经长成正常的形态，心跳也更加有力了。

更多了解

第17周：胎宝宝头臀长大概有15厘米，体重约为260克。胎宝宝的耳朵、眼睛已经完全长到正常位置，嘴已经可以张合，还学会了眨眼睛；胎宝宝心跳也更加有力，准妈妈可以用听诊器听到胎宝宝强有力的心跳。

第18周：胎宝宝头臀长约16厘米，体重约320克。胎宝宝的身体器官也得到了快速发育。心跳很活跃，胃部开始出现制造黏液的细胞，骨髓中出现了造血细胞，使得肝内细胞的造血功能下降。如果是女宝宝，她的阴道、子宫、输卵管都已经就位；如果是男宝宝，他的外生殖器也已经清晰可见。

第19周：胎宝宝头臀长约17.5厘米，体重为380～400克。胎宝宝四肢与身体的其他部分比例已经接近正常，肾脏开始制造尿液，胎宝宝还可以吞咽羊水。分管味觉、嗅觉、触觉、视觉、听觉的感觉神经开始在大脑中特定的区域里发育，大脑所发出的指令也已经能传达到某些感觉神经了。

第20周：胎宝宝大脑皮质结构形成，沟回增多，脑部正在迅速发育。胎宝宝的视网膜形成了，对光线开始有了感应。

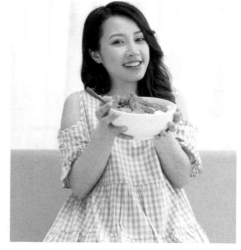

准妈妈的变化

准妈妈的身体变化

孕育须知

怀孕第5个月，准妈妈的子宫变得更大，子宫底逐渐升高，感受到的胎动也越来越多了。

更多了解

准妈妈的身体变化。

❶ 由于子宫迅速增大、子宫韧带被拉伸、骨盆变化，准妈妈会感觉到腹部一侧有轻微的触痛。在此时有的准妈妈会感到心慌、气短，有的准妈妈则会出现便秘现象。

❷ 准妈妈的子宫底会慢慢上升到肚脐下面两横指的位置，体温也会比平时稍高（一般情况下，孕妇的腋下温度可达36.8摄氏度）。

❸ 从这一周开始，准妈妈的子宫底每周会升高1厘米左右，乳房继续增大，乳晕和乳头的颜色继续加深。

❹ 在这一周里，准妈妈的体重大大增加了（和孕前相比，准妈妈的体重可能已经增长了4.5千克）。

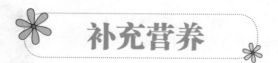 # 补充营养

准妈妈怎么补充维生素 A

孕育须知

维生素A可以促进人的生长发育，帮助人提高免疫力，维持人的正常视力和上皮组织健康。

更多了解

如果准妈妈在怀孕期间缺乏维生素A，不但可能导致胎宝宝发育不良或死胎，使胎宝宝出生后出现中枢神经、眼、耳、心血管系统、泌尿生殖系统异常，还可能使准妈妈失明（维生素A严重缺乏时才会出现）。

动物肝脏、蛋黄、胡萝卜、红薯、南瓜、番茄、柿子中的维生素A含量比较多，准妈妈可以根据自己的情况适当地选择食用。

维生素A属于脂溶性维生素，准妈妈在补充维生素A时适量摄入一些脂肪，可以促进维生素A的吸收。

贴心提示

猪肝中所含的维生素A特别丰富，如果吃得过多，很容易过量。所以，准妈妈吃猪肝应该适量，每周吃1～2次，每次吃50～100克，不要过多。

准妈妈要适当补充维生素 E

孕育须知

维生素E可以帮助准妈妈维持正常的生育能力，预防流产和早产。如果准妈妈在孕期体内缺乏维生素E，不但很容易早产，孕育弱智、残障和出生后患溶血性贫血宝宝的概率也会大大增加。

更多了解

准妈妈对维生素E的需要量是每天14毫克，比一般人每天多摄入2毫克左右。由于维生素E补充过量容易使人中毒，中毒会使准妈妈出现血压升高、头痛、头晕、视物模糊、疲劳、呕吐和腹泻等症状，因此准妈妈一定要按照医生的指导在安全的剂量范围内补充维生素E，千万不要过量。

小麦胚芽油、棉籽油、玉米油、菜籽油、花生油、芝麻油等食用油脂（橄榄油的含量比较少），莴苣、黄花菜、甘蓝、菠菜等绿叶蔬菜，杏仁、榛子、核桃等坚果，猕猴桃等水果，马铃薯、红薯、山药等根茎类食物，猪油、猪肝、瘦肉、奶类、蛋类等食物中都含有维生素E，准妈妈可以根据自己的情况有选择地食用。

贴心提示

维生素E属于油性物质，可以帮助准妈妈锁住皮肤及嘴唇中的水分，并且比较安全，冬天气候干燥的时候，准妈妈可以把维生素E涂在嘴唇、脸、手及其他裸露的皮肤上，预防皲裂。

❋ 准妈妈怎么补充卵磷脂

 孕育须知

准妈妈在怀孕期间适当地补充些卵磷脂，对促进胎宝宝脑细胞和神经系统的健康发育、脑容积的增长是非常有益的。

更多了解

卵磷脂具有调节人体代谢、促进大脑和中枢神经发育、增强体质、降低人体血液胆固醇、调节血脂、保护肝脏等重要生理功能，卵磷脂又被誉为和蛋白质、维生素并列的"第三营养素"，是一种对人的生命具有重要维护作用的生命物质。对胎宝宝来说（对出生后的宝宝也有同样的作用），卵磷脂可以促进胎宝宝脑细胞的健康发育，还是神经细胞间信息传递介质的重要来源，是胎宝宝生长发育过程中非常重要的益智营养素。

怀孕的准妈妈每天只需要补充500毫克卵磷脂就可以满足自己和胎宝宝的需要了。蛋黄、核桃、芝麻、蘑菇、山药、黑木耳、谷类、鱼肉、动物肝脏、骨髓、红花籽油、玉米油、葵花子等食物中都含有一定量的卵磷脂，准妈妈可以根据自己的实际情况选择食用。

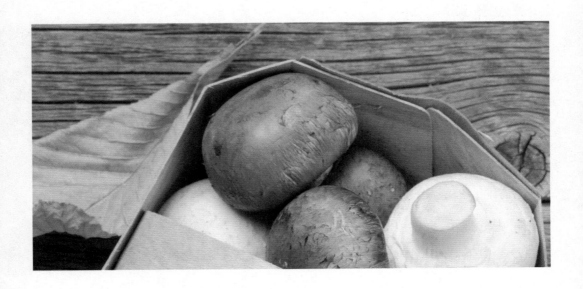

完美保健

护理好乳房，为哺乳做准备

 更多了解

乳房护理方法如下。

① 坚持每天用清水擦洗乳晕和乳头，并将皮肤皱褶处擦洗干净。

② 注意睡眠姿势。睡眠时最好取侧卧位，不要让乳房受到挤压。

③ 经常用干燥、柔软的小毛巾轻轻擦拭乳头皮肤，以增加乳头的坚韧性，预防在宝宝吸吮时破损。

④ 如果准妈妈的乳头凹陷或扁平，擦洗时可以用手捏住乳头轻轻向外拉扯，将凹陷的乳头捏出来。

贴心提示

凹陷的乳头容易积存污垢，准妈妈可以先涂上油脂软化污垢，然后用性质温和的皂水清洗干净。

可以健美胸部的按摩操

 孕育须知

按摩胸部可以使准妈妈的乳头和乳晕皮肤变厚，增强乳头、乳晕对哺乳刺激的耐受力。如果准妈妈能在每天入睡前坚持对胸部进行2~3分钟的按摩，对促进乳汁分泌，防止胸部下垂，都将产生很好的效果。

更多了解

胸部按摩步骤。

① 将右手手掌覆在腋窝附近，左手覆右手手背上，以肩膀为中心，轻轻前后活动肘部，右手则按从左到右的方向轻柔地按摩左侧乳房。按摩的力度以不感到疼痛为准。

② 右手手掌弯成"C"状，轻轻托住左侧乳房，左手轻轻按在右手手背上，以肩膀为中心，缓缓地、有节奏地上下推动乳房。

❸ 换右侧乳房，进行同样的操作。

贴心提示

准妈妈在按摩胸部过程中要密切关注自己身体的反应，如果出现频繁宫缩，要马上停止按摩。一旦出现异常症状，还应尽快就诊。

✿ 准妈妈不宜戴隐形眼镜

孕育须知

如果准妈妈孕前习惯戴隐形眼镜，到了孕期就最好摘掉，否则容易出现角膜损伤、溃疡性角膜炎等病症，还可能引起视力减退，甚至失明。

更多了解

怀孕期间，准妈妈体内的孕激素、雌激素分泌旺盛，水平大大高于孕前，这会使准妈妈出现水肿症状，角膜也是很容易发生水肿的部位之一。角膜水肿后，准妈妈再戴隐形眼镜，就会使镜片和角膜紧紧贴在一起，引起角膜透气变差，影响角膜的营养供给，进而引起角膜损伤。

贴心提示

如果必须戴眼镜，准妈妈最好选择框架眼镜。

✿ 冥想有助于准妈妈安定心神

孕育须知

怀孕后，有的准妈妈会因为担心胎宝宝健康和分娩痛苦等问题而时常感到有压力，使自己的情绪变差。这时，进行一段时间的冥想，对准妈妈的情绪会起到很好的调节作用。

更多了解

准妈妈可以坐在安静的屋子里，放上一段冥想音乐，在缓缓流淌的音乐声中想象一下胎宝宝未来的样子，还可以试着在心里跟胎宝宝讲一讲话，甚至也可以跟胎宝宝讲讲自己现在的苦恼。

经过冥想，准妈妈的不良情绪就能够很快地平息，心境也会随之稳定下来，身体和心灵都会重新归于平和。

加入准妈妈俱乐部

孕育须知

准妈妈俱乐部在网络上和现实生活中都有，加入准妈妈俱乐部，多认识一些准妈妈，与她们交流一下怀孕心得，对准妈妈的孕期心理安全，是大有裨益的。

更多了解

网络上的准妈妈俱乐部主要以论坛的方式组织；现实生活中的准妈妈俱乐部则以普通俱乐部的形式组织，有点类似于培训班。

准妈妈俱乐部里有很多关于如何怀孕、孕期保健等方面的知识，准妈妈关于孕期的各种问题，如孕期保健、饮食宜忌、均衡营养的摄取、胎教、分娩常识、孕期常见的心理问题，甚至还有新生儿护理和婴儿期早教等方面问题，都可以在准妈妈俱乐部里找到答案。

加入准妈妈俱乐部，除了增长知识，准妈妈一旦提出问题，还会得到来自天南海北、各行各业的准妈妈和有经验的妈妈们的帮助和支持，解决问题的同时，还可以享受到结交朋友的乐趣，其中的温暖和快乐，都可以很好地安抚到准妈妈。

准妈妈出现水肿要注意的问题

孕育须知

进入孕中期后，准妈妈体内的体液增多，增大的子宫压迫盆腔静脉及下腔静脉（位于身体的右侧）等血管，体内的血液回流变慢，多余的水分被挤压到如脚踝、小腿、手指、手背等身体循环末梢处，就造成了水肿。

更多了解

准妈妈出现水肿，在生活中应该注意以下问题。

❶ 充分休息。人在安静状态下心脏、肝脏、肾脏等器官的负担会减轻，准妈妈只要保持足够的休息时间，水肿自然会减轻或消失。

❷ 注意保暖。保暖工作做得好，准妈妈体内的血液循环畅通，水分不容易潴留，水肿也就不容易出现。

❸ 衣着宽松。太紧身的衣服会使准妈妈的血液循环不畅，从而导致水肿。

❹ 保持左侧卧睡姿。左侧卧可以避免压迫准妈妈的下肢静脉，减少血液回流的阻力，有助于帮准妈妈预防水肿。

贴心提示

准妈妈每天睡前（或午休时）把双腿抬高15～20分钟，对预防水肿有明显作用。

❋ 有助于消肿的饮食调理

孕育须知

出现水肿的准妈妈每天应该保证摄入足量的优质蛋白质。

更多了解

出现水肿的准妈妈每天应该保证摄入足量的瘦肉、海鲜、蛋类、奶类、豆类及豆制品（豆浆、豆腐、豆干、素鸡、豆包、干丝等）等富含优质蛋白质的食物，帮助自己减轻水肿。

此外，准妈妈要进食足量的蔬菜、水果。蔬菜和水果中含有多种人体必需的维生素和微量元素，可以帮助准妈妈加强新陈代谢，加快体内的水分排出，减轻水肿症状。

油炸糯米糕、白薯、洋葱、马铃薯等容易引起腹胀的食物，会使准妈妈体内的血液回流不畅，加重水肿，准妈妈应不吃或少吃。

贴心提示

准妈妈如果水肿严重，同时伴有眼睑浮肿、腹水、尿少、夜尿多等情况，应住院观察与治疗。

❋ 营造良好的睡眠环境有助于安眠

孕育须知

进入孕中期以后，由于激素水平变化、腰背酸痛、肌肉痉挛、尿频等的影响，准妈妈很容易受到失眠的困扰。

更多了解

营造一个良好的环境，对准妈妈的睡眠也是非常有帮助的。

❶ 将床铺摆放在远离窗户、相对背光的地方。从窗户照进的太亮的光线也影响睡眠。

❷ 选择合适的床上用品。床单、被套等直接与皮肤接触的床上用品要有较好的透气性和吸湿性，使准妈妈睡着舒服。棉麻织品的床单和被套是准妈妈的最佳选择。

❸ 选择合适的枕头。荞麦皮枕头可以摆出适合的高度、形状，更利于睡眠。

❹ 经常将床上用品放在阳光下晾晒，利用紫外线杀菌消毒。

❉ 良好的饮食习惯有助于提高睡眠质量

 孕育须知

牛奶、小米、葵花子、蜂蜜、莲子、核桃、红枣、豆类、百合等食物都具有助眠作用，准妈妈可以根据自己的喜好有选择地食用。

更多了解

有助于提高睡眠质量的饮食习惯有以下几个。

❶ 准妈妈的肠胃功能在孕期已有所下降，临睡前进食过多只会加重准妈妈的肠胃负担，带来胃灼热、消化不良等不良后果，使准妈妈无法安眠。所以，准妈妈应该早一点吃晚饭，并且不要吃太多，以免引起失眠。

❷ 辣椒之类的辛辣食物或番茄之类的酸味食物刺激性太大，不管用什么方法烹调都可能引起胃灼热和消化不良，也不宜在睡前食用。

❸ 睡前饮水过多会使准妈妈频繁起夜上厕所，干扰睡眠，所以准妈妈在睡前的2小时内最好不要再喝水（白天须保证足够的饮水量），否则容易出现失眠。

❹ 睡前不要喝咖啡、浓茶等容易引起兴奋的饮料，否则会让准妈妈更加难以入睡。

贴心提示

如果准妈妈体内缺铜，神经系统的抑制过程就会失调，会导致内分泌系统处于兴奋状态，从而引起失眠。乌贼、鱿鱼、蛤蜊、蚶子、虾、蟹、动物内脏、蚕豆、豌豆和玉米都是富含铜的食物，因为缺铜而失眠的准妈妈可以根据自己的情况有选择地食用。

❉ 如何预防孕期腰酸背痛

 孕育须知

随着怀孕周数的增加，准妈妈的上半身会逐渐变成反弓形（即孕妇典型的向后仰的姿势）。此时，准妈妈的腰椎曲度增加，肌肉、韧带、关节的支撑力却因为松弛素的分泌在减弱，使准妈妈的下背肌肉处于过度紧绷状态，很容易腰酸背痛。

更多了解

注意生活中的相关细节，尽量减轻腰背肌肉所受到的压力，有助于缓解孕期腰背酸痛。

❶ 坐在沙发上时，腰后面垫个小靠垫，或将椅子的靠背调成120度角，将双脚放在一个小矮凳上，使自己可以微微后仰，都有助于减轻腰背肌肉所受到的压力，帮助准妈妈预防腰酸背痛。

❷ 尽量避免长时间站立，稍有不适就要坐下或躺下。

❸ 穿鞋跟高度在2～3厘米的低跟鞋，不要穿高跟鞋（支撑面较广的宽底高跟鞋也不宜穿）。

❹ 避免腰部负荷过大，坚决不能提重物或抱小孩。

贴心提示

洗一个热水澡，或用湿热的毛巾热敷疼痛的地方，也有助于腰酸背疼的缓解。

能锻炼腰背肌肉的小运动

孕育须知

适当运动可以锻炼腰背肌肉，如踮脚运动、伸展脊柱等，对帮助准妈妈预防腰酸背痛是很有帮助的。

更多了解

● 扶椅踮脚

❶ 找一把高背椅，双手扶住椅背，两脚并拢站立在地上。

❷ 慢慢吸气，然后将身体的重心移动到双手上，脚尖尽量踮起，抬高身体。在做这个动作时，腰要保持挺直，并慢慢使下腹靠住椅背。

❸ 到达脚尖踮起的极限后，再慢慢呼气，手臂放松，将重心移回腰腹，脚尖还原。每天早晚各做5～6次，可减少腰背的酸痛。

● 伸展脊柱

❶ 仰卧在床上，双腿弯曲，两脚平放在床上。

❷ 两手抱住膝关节下方，头尽量前伸，贴近胸口，使自己弯成一个弓形。

❸坚持到不能坚持时，再慢慢放松。

准妈妈可选购一款托腹裤

孕育须知

托腹裤可使准妈妈腹部得到支撑，减轻腹部压力，减少因肌肉紧缩产生的背痛，比较适合准妈妈。

更多了解

目前市场上的托腹裤种类很多，能够保护准妈妈腹部、裤腰可以覆盖肚脐以上部分、有保暖效果的覆盖式托腹内裤，产妇专用的生理托腹裤，集内裤与托腹带于一身的可调式托腹裤都比较适合准妈妈。

选购托腹裤时，准妈妈应该注意选购可以随腹部的增大而调整，方便穿脱、透气性强，不会令自己觉得闷热的托腹裤。

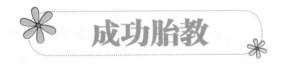

成功胎教

胎宝宝需要一个优美的胎教环境

孕育须知

环境胎教所指的环境，不是胎宝宝所直接面对的环境，而是准妈妈所面对的外界环境。

更多了解

外界环境的变动会使准妈妈的生理产生明显的变动，间接地影响到胎宝宝所面对的内环境，最终影响发育。

如果准妈妈经常处于洁净、优美、舒适、愉快的环境里，外界美丽的景色，美好的色彩、音响和气味，会使准妈妈在不知不觉中受到熏陶，变得神清气爽、轻松愉快起来。在这种状态下孕育出来的胎宝宝，往往能更多地继承准爸妈相貌、体态、智力上的优点，成长得更美丽、更健康、更聪明。

如何给胎宝宝一个优美的环境

● 孕育须知

为了胎宝宝，准妈妈要多到环境优美的地方去，同时把自己的家打理得漂漂亮亮。

● 更多了解

给胎宝宝一个优美的环境需要做到以下两点。

❶ 美化自己的居室。准妈妈可以在准爸爸的帮助下，在自己的居室的墙壁上悬挂一些活泼可爱的婴幼儿画或照片，令自己产生美好的遐想，形成轻松、快乐的心情，为胎宝宝创造更好的发育环境。

❷ 感受美好的室外风光。如果一味在家里待着，准妈妈很容易感到烦躁、抑郁，而室外灿烂的阳光、新鲜的空气、优美的景色、色彩宜人的鲜花和绿树则会使准妈妈充分感受到大自然的美，轻而易举地使准妈妈变得愉快起来。经常到户外活动，还可以使准妈妈的身体得到锻炼，给胎宝宝创造更优良的生长环境。

● 贴心提示

在优化室内环境的时候，注意摆放在室内的花草不宜太大，颜色不要过于绚丽，香味也不要太浓，以防准妈妈受刺激，出现心神不安、失眠等不良症状。

运动胎教的好处

● 孕育须知

运动胎教有助于胎宝宝的骨骼、大脑及性格发育。

● 更多了解

运动胎教对胎宝宝的好处有以下几点。

❶ 促进胎宝宝的骨骼发育。如果准妈妈在户外运动，阳光中的紫外线还可以促使准妈妈皮下的7-脱氢胆固醇转变为维生素D，促进准妈妈对钙、磷的吸收利用，不仅可以帮助准妈妈预防肌肉痉挛、骨质软化，还可以促进胎宝宝的骨骼发育。

❷ 帮助胎宝宝形成良好的性格。适度运动可以减轻准妈妈身体的疲劳和不适感，帮助准妈妈保持好心情，也有利于胎宝宝形成良好的性格。

❸ 促进胎宝宝的大脑发育。运动可以给准妈妈的大脑提供充足的氧气和营养，促使大脑释放脑啡肽等有益的物质。这些物质通过胎盘进入胎宝宝体内，也会促进胎宝宝的大脑发育。

❹ 预防胎宝宝肥胖。运动可以帮助准妈妈控制体重，减少体内的脂肪细胞，也就进一步帮胎宝宝"减肥"，大大降低胎宝宝发育成巨大儿的概率。

❋ 运动胎教的原则

孕育须知

进行运动胎教时，准妈妈应该掌握一些原则，如选择合适的运动、掌握好运动量等，这样才能既保证孕期安全，又提高运动胎教的效果。

更多了解

运动胎教的原则为以下几点。

❶ 不做不合适的运动。跳跃性运动（如跳绳）、容易产生身体碰撞的运动（如篮球、排球等球类运动）、容易摔倒的运动（如轮滑）、容易造成水流突然冲击准妈妈阴道的运动（如滑水）、容易造成压力改变的运动（如潜水）、以仰卧姿势进行的运动（如仰卧起坐）都会对准妈妈和胎宝宝造成一定危险，不适合准妈妈做。

❷ 掌握运动量。每次运动时间不应超过15分钟。也可以利用心率来决定运动强度，以不超过每分钟140次为原则。

❸ 做自己熟悉的运动，不要尝试做怀孕前没有接触过的运动。

贴心提示

在运动过程中若出现不适，如发生剧烈腹痛、阴道出血，停止运动后子宫持续收缩30分钟以上，或出现胸痛、严重呼吸困难等情况，要立即就医检查。

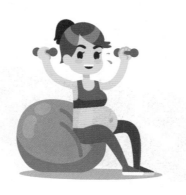

孕6月

 胎宝宝在发育

胎宝宝的身体发育

● 孕育须知

胎宝宝的体重正式突破500克大关，骨骼、肌肉已经发育完全，并且有了听觉和微弱的视觉，不论是外形还是身体功能，已经完全可以称得上是一个"人"了。

● 更多了解

第21周：胎宝宝头臀长达到20厘米，体重约为540克。胎宝宝的手指甲、嘴唇几乎完全长好，犬齿和臼齿开始在牙床下组织中形成。为了出生后适应子宫外的生活，胎宝宝甚至开始用胸部进行呼吸。

第22周：胎宝宝头臀长大约21厘米，体重达到630克。胎宝宝的骨骼已经发育得相当结实，身材逐渐变得匀称，骨关节也已经开始发育。胎宝宝清醒的时间越来越长，也更喜欢听到来自外界的声音。

第23周：胎宝宝的头臀长大约为22厘米，体重达到720克。胎宝宝骨骼、肌肉已经长成，听觉已经基本形成，还具备了微弱的视觉，已经十分像一个小婴儿了。

第24周：胎宝宝的头臀长也达到了23厘米，体重正式超过了820克。虽然还需要依靠胎盘获得氧气，但胎宝宝的肺部已经开始发育出一些肺泡表面活性物质，这种物质可以使胎宝宝在出生后开始呼吸时，肺部的气囊不至于被压扁或粘在一起。

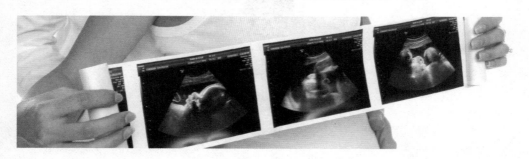

准妈妈的变化

准妈妈的身体变化

孕育须知

准妈妈每天都能感受到胎宝宝的运动，有时还会被胎宝宝"折腾"得无法入睡。这时，准妈妈就应该坚持有规律地数胎动了。

更多了解

准妈妈的身体变化。

① 准妈妈已经完全摆脱了早孕反应给自己带来的不适，开始变得非常能吃。大部分准妈妈在这时候会出现小腿浮肿。

② 准妈妈的体重会以每周增加250克的速度迅速增加，子宫也会逐渐开始压迫肺部。这会使准妈妈的行动越来越不便，还会在上楼时感到呼吸困难。由于孕激素的作用，准妈妈的手指、脚趾和全身的关节韧带都会变得松弛，也会使准妈妈觉得有些不舒服。

③ 准妈妈的体重已经比孕前增加了5～7千克，子宫底也已经上升到肚脐上方约3.6厘米处。随着子宫的增大，准妈妈的肚脐会变得凸起来。

④ 准妈妈的子宫底在肚脐上方，使得准妈妈从上方向下看，已经看不到自己的肚脐了。由于乳房的胀大、腹部的扩张，准妈妈的皮肤被进一步拉伸，可能会出现发痒的感觉。

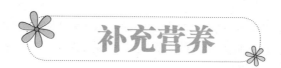

补充营养

准妈妈为什么要补充蛋白质

孕育须知

整个孕期，准妈妈都需要充足的蛋白质，尤其在胎宝宝发育进入高峰期后，更是如此。准妈妈要摄入足够的蛋白质，才能保证母子平安。

更多了解

● 对胎宝宝来说

蛋白质是人体内最基本的生命物质，人类身体的细胞、皮肤、肌肉、内脏、毛发、韧带、血液等重要组成部分，无一能缺乏蛋白质的参与。更重要的是，蛋白质是人脑细胞的主要成分之一（占脑比重的30%~35%）。如果准妈妈在怀孕期间缺乏蛋白质，不但影响胎宝宝各组织、器官的生长发育，还会使胎宝宝的大脑、中枢神经系统的发育受阻，严重影响宝宝出生后的智能水平。

● 对准妈妈来说

蛋白质对准妈妈的子宫、胎盘、乳腺组织的发育具有一定的促进作用。妈妈生下宝宝后分泌乳汁为宝宝哺乳，也需要蛋白质的参与。如果准妈妈在孕期摄入的蛋白质不足，不但在孕期患妊娠毒血症（一种包括酮血症、酸中毒、低血糖、肝功能衰竭等多种危急情况的综合征，多发生于怀孕中、后期，严重时会危及准妈妈与胎宝宝的生命）的风险会大大增加，产后恢复、分泌乳汁、进行哺乳时也会遇到更多麻烦。

蛋白质是通过食物获取的

 孕育须知

蛋白质是一种人体不能自行合成的必需营养素，必须从含有蛋白质的食物中获得。

 更多了解

蛋白质的食物来源有两种。

一种是动物食品，如家禽的肉、家畜的肉、蛋类、奶类、鱼类、贝类、其他海鲜食品等，都是良好的蛋白质来源。

一种是植物食品，以各种豆类、豆制品为最佳。黄豆、黑豆、青豆等豆类，豆腐、豆奶、豆皮等豆制品，都是良好的蛋白质来源。此外，芝麻、葵花子、核桃、杏仁、松子等坚果中的蛋白质含量也比较高。

蛋白质补充多少最合适

 孕育须知

孕中期，准妈妈蛋白质的需求量要比孕前多10～15克，到了孕晚期，则需要在孕中期的基础上再增加5克。

更多了解

由于孕期的特殊需要，准妈妈每天的饮食中都应当包含一定量的优质蛋白质食物。一般情况下，怀孕4~6个月时，准妈妈要在原来饮食的基础上增加10~15克蛋白质的摄入；怀孕7~9个月时，准妈妈应该在原来饮食基础上增加15~20克蛋白质的摄入。

孕期补充足够的蛋白质虽然重要，却不能毫无节制地过量补充。如果准妈妈摄入的蛋白质过多，就会在体内产生大量硫化氢、组胺等有害物质，容易产生腹胀、食欲减退、头晕、疲倦不适。蛋白质摄入过量还会使准妈妈血液中的尿素氮含量增高，容易导致胆固醇增高，给肾脏造成过大的负担。

✽ 喝豆浆可轻松补充蛋白质

孕育须知

准妈妈每天喝一杯豆浆，是获取蛋白质的一个方便又高效的方法。

更多了解

大豆是诸多植物性蛋白质来源中唯一接近于动物性食品的优质蛋白质来源。大豆中的蛋白质含量非常丰富（达到40%），并且所含的蛋白质为类似于动物蛋白质的完全蛋白质，还不含胆固醇，大大降低了食用后患心脑血管疾病的风险，又具有动物性食品所不具有的优势。

通过食用大豆来补充蛋白质，选择合适的食用方式十分重要。干炒大豆和煮大豆，人体对其中蛋白质的吸收率都较低，制成豆浆后饮用，人体对其中的蛋白质的吸收率则高达95%。因此，喝豆浆不失为准妈妈补充蛋白质的一个既方便又有效的途径。

贴心提示

单独吃某种食物，人体对蛋白质的吸收利用率是有限的。如果将几种含蛋白质的食物搭配起来吃，人体对食物中蛋白质的吸收利用率就大大提高了。准妈妈可以将肉类、蛋类、奶类、豆制品及含有蛋白质的主食搭配起来吃，补充蛋白质的效果会更棒。

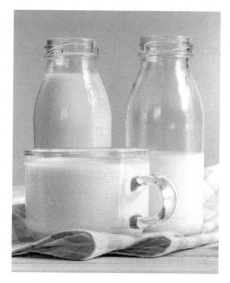

❀ 避免营养过剩生出巨大儿

●❀ 孕育须知

产生巨大儿的原因主要有两个：一是准妈妈孕期营养过剩；二是准妈妈患有妊娠糖尿病。

●❀ 更多了解

巨大儿指出生时体型过大的婴儿。在我国产科学的概念里，新生儿出生体重≥4千克就可以被称为巨大儿。超过4.5千克的婴儿，则被称为特大儿。

在我国的传统观念里，新生儿出生时越重越好。公婆为了使准妈妈孕育出体重"够数"的胎宝宝，千方百计地为准妈妈补充营养，结果导致了许多巨大儿的出现。

实际上，孕期补充营养也是有限度的，过度地补充只会使准妈妈营养过剩，增加患妊娠糖尿病、妊娠毒血症的风险。患有妊娠糖尿病的准妈妈由于胰腺功能不正常，体内的血糖偏高，这些多余的血糖通过胎盘进入胎宝宝体内，就会被胎宝宝正常分泌的胰岛素转化为多余的脂肪和蛋白质，使胎宝宝的体重增长加快。到了足月分娩时，这些胎宝宝就长成了巨大儿。

❀ 巨大儿会增加分娩风险

●❀ 孕育须知

胎宝宝体型过大是导致难产的重要原因之一，还会使得宝宝日后患肥胖、高血压、糖尿病等疾病的概率大大增加。

●❀ 更多了解

● 对准妈妈来说

巨大儿是导致难产的重要原因之一。一般情况下，胎宝宝在分娩时是通过妈妈的骨盆娩出的。由于巨大儿的胎头过大，并且很硬，往往会在骨盆入口处"搁浅"，再加上胎宝宝身体过胖或肩部脂肪过多，还容易并发肩难产，使准妈妈娩出胎宝宝的困难更大。怀巨大儿的准妈妈分娩风险增加，通常需要施行剖宫产。

● 对胎宝宝来说

胎宝宝体型过大不仅增加了分娩危险，还会使日后患肥胖、高血压、糖尿病等疾病的概率大大增加。由于巨大儿比普通胎宝宝成熟得晚，日后的适应能力一般较差，并且特别容易出现呼吸不畅的状况。

从体重增速看是否营养过剩

孕育须知

如果准妈妈没有妊娠糖尿病，那么要预防巨大儿的出现，就得从预防营养过剩做起。判断准妈妈摄入的营养是否过剩，最方便、最直接的方法就是看体重的增长速度是否过快。

更多了解

孕早期的3个月中，准妈妈的体重大约每月会增加1.2千克；孕中期的4个月中，准妈妈的体重每周都会增加0.35千克左右，整个孕中期增重5千克左右；到了孕晚期，准妈妈的体重增加会呈现先上升、后减缓的趋势，孕9月体重增加会减缓，孕10月体重会停止增加（甚至会轻一些），整个阶段大约增重4千克。

如果准妈妈的体重增加超出平均值太多，就很可能是营养过剩，最好去医院就诊，在医生指导下进行调整。

贴心提示

怀孕期间，准妈妈最好每个月称一次体重，并与上个月得到的结果进行比较。

预防营养过剩宜控制饮食

孕育须知

要预防营养过剩，最简单的方法就是控制饮食。

更多了解

合理补充蛋白质：从营养学的角度看，准妈妈每天需要补充100克左右蛋白质，只要每天吃2~3个鸡蛋或喝2杯牛奶，再加上适量的肉类和豆制品，就可以获得足够的蛋白质。

优化饮食结构：准妈妈每天需要适当地吃一些主食、肉类、蛋类、奶制品，此外还需要多吃芥蓝、西蓝花、豌豆苗、小白菜、空心菜等绿色蔬菜，为自己补充足够的膳食纤维、胡萝卜素、维生素C、钙、铁等营养素。

科学地吃水果：准妈妈在孕期可以吃一些水果，但以每天不超过300克为宜。因为水果中的含糖量很高，吃得太多容易摄入过多的能量而发胖。

宜少吃的食物：高盐、高糖及煎炸、刺激性食物。

宜多吃的食物：蒸煮食物。

少吃多餐、合理进食：为了避免一次性吃得过多，准妈妈可以一天吃5～6顿饭，每顿要少吃一点，切忌饥一顿饱一顿，一顿吃得过量。

贴心提示

准妈妈平时可以做一些强度不太大的运动，或做一些不使自己太劳累的家务活，以促进体内的新陈代谢，消耗多余脂肪，维持体内的营养平衡。

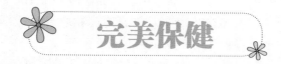

坚持定时数胎动

孕育须知

从第5个月开始，胎宝宝在准妈妈肚子里的活动就可以被准妈妈感觉到了，准妈妈可以坚持每天数一数胎宝宝的胎动次数，以此为依据，监测胎宝宝的健康状况。

更多了解

由于胎宝宝有固定的休息和睡眠时间，准妈妈是不容易感觉到胎动的，因此数胎动应该选择在早餐或晚餐后1～2小时、下午1～2点等胎宝宝活动比较频繁的时候进行。如果每天数3次胎动有困难，也可以在临睡前1小时数1次，但每天数胎动的时间应该固定。

贴心提示

胎动的次数在一天中有一定的变化：一天之中以早晨次数少，下午6点以后增多，晚上8～11点胎动最为活跃。

❋ 数胎动的方法

❁ 孕育须知

数胎动需要有耐心，还要掌握必要的方法、技巧，科学地数胎动可以帮助准爸妈了解胎宝宝接下来好几个月的生存状况。

❁ 更多了解

数胎动时，周围的环境要安静，准妈妈最好保持左侧卧位，思想要集中，心情要平静，以保证得到的数据比较准确。

准妈妈应该数的胎动，指的是胎宝宝在妈妈肚子里的主动性运动，如呼吸、张嘴运动、翻滚运动等。在妈妈咳嗽、呼吸等动作的影响下产生的胎动不是胎宝宝主动进行的，就不应该数。

数胎动时，连续的胎动算作1次，有停顿之后的另一次胎动则算作第2次，每次应该数1小时。数完后，准妈妈应该将每次的结果记下来，最好绘个曲线图，以便及时了解胎动的动态变化，也可以为医生的诊断提供参考资料。

胎动次数每小时3～5次，12小时为30～40次（准妈妈可以将早、中、晚3次计数的结果加起来，再乘以4，就是12小时的胎动次数），说明胎宝宝的情况比较正常。

如果12小时内胎动少于20次，或1小时内胎动小于3次，往往说明胎宝宝有缺氧的可能，准妈妈不可掉以轻心。

❁ 贴心提示

如果数胎动时，胎宝宝1小时都没有活动，准妈妈可以吃点东西，或拍一拍肚子。正常情况下，胎宝宝会马上有所反应。

❋ 需要警惕的异常胎动

❁ 孕育须知

如果胎动次数突然增多或减少，同时准妈妈出现怕冷、口臭、食欲下降、疲倦、不规则阴道流血等情况，说明胎宝宝出现了危险，准妈妈应立即到医院就诊。

❁ 更多了解

胎盘功能不佳时的胎动：胎盘功能不佳会使胎宝宝缺氧，从而使胎动出现得比较晚，胎动比较弱且胎动次数少。如果胎宝宝长期缺氧，还会出现胎动减缓的情况。

脐带绕颈时的胎动：脐带绕颈时，胎宝宝的胎动多表现为先出现急促的胎动，然后突然停止。一旦出现这种情况，准妈妈应尽快就诊，以免胎宝宝因为缺氧而窒息。

胎盘剥离时的胎动：如果准妈妈有高血压病史，或腹部突然受到剧烈的撞击，很容易出现胎盘剥离。这时胎宝宝的胎动表现为突然加快，准妈妈也会有剧烈腹痛、阴道大量出血等异常症状。

准妈妈发热时的胎动：如果准妈妈仅仅是轻微发热，由于子宫内羊水的缓冲作用，胎宝宝并不会受到太大的影响。如果准妈妈因为流感或其他感染性疾病而发热，胎宝宝就会受到影响，出现胎动减少的情况。

贴心提示

一些生理性变化会导致胎宝宝出现胎动，比如准妈妈的坐姿或站姿不正确，会使胎宝宝感到不适而移动；准妈妈生气或焦虑，胎宝宝可能也会变得激动，从而拳打脚踢。

眼睛干涩慎用眼药水

孕育须知

准妈妈眼睛干涩不要随便使用眼药水，这一点必须当作常识牢记在心里。

更多了解

到了孕后期，准妈妈眼内的眼泪分泌量减少，同时泪液中的黏液成分增多，怀孕引起的眼睑水肿导致的眼睑发炎又会破坏准妈妈泪膜中的油脂分泌，使眼泪变得更容易蒸发，这些都会使准妈妈经常感到眼睛干涩，有的准妈妈还因此患上结膜炎、角膜炎等眼部疾病。

眼睛干涩时不可轻易使用眼药水，市场上应用广泛的眼药水中，含有氯霉素的眼药水因为具有严重的骨髓抑制作用，使用后可能使宝宝出生后出现严重的不良反应，是绝对不能使用的。含有四环素的眼药水因为具有致畸作用，也不适合准妈妈使用。只有以红霉素为主要成分的眼药水比较安全，但也必须在医生的指导下使用。

贴心提示

如果准妈妈患了"干眼症"，可以通过多吃富含维生素A的食物，如胡萝卜、南瓜、红薯、番茄、柿子、绿色蔬菜、红枣等进行饮食调理，通过食疗来缓解眼睛干涩的症状。

促顺利分娩的凯格尔运动

孕育须知

凯格尔运动是一种专门锻炼女性骨盆底肌肉的运动，经常进行凯格尔运动的准妈妈的阴道肌肉通常更有弹性和张力，能够在分娩过程中更准确、更有效地把胎宝宝推出产道。凯格尔运动还可以锻炼准妈妈的膀胱肌肉，帮助预防尿失禁。

更多了解

由于骨盆底肌肉承载着准妈妈的尿道、膀胱、子宫和直肠。经常进行凯格尔运动，可以使膀胱肌肉得到锻炼，出现压力性尿失禁的概率也会因此而大大降低。

由于可以锻炼及加强骨盆底肌肉，凯格尔运动可以使准妈妈的骨盆底肌肉在生产时更有张力和弹性，从而能够更准确、有效地把胎宝宝推出产道，缩短第二产程，减少分娩的痛苦。

凯格尔运动还可以促进准妈妈直肠周围的血液循环，帮准妈妈预防痔疮。

经常进行凯格尔运动的准妈妈，不仅产后尿失禁的发生率大大降低，生产时被撕裂的阴道或侧切的会阴部位的恢复也会更加迅速。

凯格尔运动怎样进行

孕育须知

刚开始时，准妈妈可以在一天中分几次练习凯格尔运动，每次少做几组动作，随着骨盆底肌肉的不断增强，再逐渐增加练习的次数，并延长每次收紧骨盆底肌肉的时间。

更多了解

● 准备工作

由于凯格尔运动是进行骨盆底肌肉收缩的运动，锻炼过程中可能压迫到膀胱，准妈妈在开始锻炼前，一定要先排空膀胱中的尿液。如果有必要的话，还可以垫上护垫，以接住遗漏出来的尿液。

● 练习步骤

准妈妈仰卧在床上，双膝弯曲，双脚平放在床上，先调匀呼吸，使身体其他部位放松下来（准妈妈可以将一只手放在腹部，如果感觉到腹部松软、不紧绷，说明自己已经处在了放松状态），然后收缩臀部的肌肉，向上提肛。接下来，准妈妈可以紧闭尿道、阴道及肛门，以使自己产生一种类似尿急的感觉为度。尿道、阴道及肛门达到闭合状态后，准妈妈要尽量保持5秒，然后慢慢放松。等5～10秒，就可以进行下一轮练习了。

● 练习时间

一般情况下，准妈妈每天做3次凯格尔运动，每次做3～4组动作，每组进行10次收缩运动，就可以达到很好的锻炼效果。

 贴心提示

凯格尔运动随时可以进行，只要坚持下去，准妈妈分娩时肯定会感受到这项运动带来的巨大收益。

做妊娠糖尿病筛查

孕育须知

有以下一种或一种以上情形的准妈妈，最好在怀孕24～28周到医院做妊娠糖尿病筛查。

❶ 年龄≥30岁。

❷ 体重≥90千克。

❸ 有糖尿病家族病史。

❹ 孕期尿糖检测多次呈阳性。

❺ 有过多次自然流产史。

❻ 本次怀孕胎宝宝偏大或羊水过多。

❼ 患有复杂性生殖系统念珠菌病。

❽ 有死胎或分娩足月新生儿肺透明膜病、巨大儿、畸形儿史。

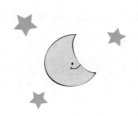

更多了解

妊娠糖尿病指怀孕后首次发现或怀孕后才发生的糖尿病。妊娠糖尿病不但容易使准妈妈出现妊娠高血压、子痫、胎盘早剥、脑血管意外、泌尿系感染等危急病症，还易使胎宝宝成为巨大儿、畸形儿、早产儿或死胎，宝宝出生后，患儿童糖尿病和死亡的概率也要大大高于其他的宝宝。

糖尿病筛查的具体方法。

首先进行空腹抽血查空腹血糖，空腹血糖＞6.1毫摩尔/升即为异常，须进一步进行口服葡萄糖耐量试验（OGTT）。OGTT的测法为：空腹12小时后口服75克葡萄糖，3～5分钟喝完，测1小时、2小时、3小时血糖值。空腹测量值为6.1毫摩尔/升，1小时为11.1毫摩尔/升，2小时为7.8毫摩尔/升，3小时为6.1毫摩尔/升均为标准，1项高于标准值为糖耐量异常，2项以上（含2项）达到或超过标准值，可诊断为妊娠糖尿病。

 贴心提示

有妊娠糖尿病潜在发病风险的准妈妈千万不能大意，一定要及时到医院进行妊娠糖尿病筛查，以求做到早发现、早控制、早治疗。

✳ 妊娠糖尿病重在饮食调理

孕育须知

与普通糖尿病一样，妊娠糖尿病的重点在于饮食调理，必须严格控制能量的摄入，合理摄入各种营养。

更多了解

注意控制能量：准妈妈在怀孕初期不需要特别增加能量的摄入，到了孕中期、孕后期则必须在孕前常规能量需求的基础上再增加300千卡/日的能量。应注意的是，能量摄入不是越多越好，最好根据自身情况在医生指导下补充能量。

少量多餐、合理分配：为维持血糖平稳，避免酮血症的发生，患妊娠糖尿病的准妈妈一日饮食的合理分配非常重要。由于一次性进食大量食物容易造成血糖快速上升，空腹太久又容易产生酮体，再加上患妊娠糖尿病的准妈妈容易出现"加速饥饿状态"——每顿吃不多，吃过后又特别容易饿的情况，患妊娠糖尿病的准妈妈的饮食更强调少量多餐，以每天吃4~6顿比较好。

注意摄取足够的蛋白质：如果孕前已经摄取了足够的营养，患妊娠糖尿病的准妈妈在怀孕初期不需要增加蛋白质的摄取量，孕中期、后期则每天需分别增加6克、12克的蛋白质摄入量。这些蛋白质中的一半应来自蛋类、牛奶、红肉、鱼类、豆制品的优质的蛋白质。如果条件允许，准妈妈最好每天喝至少2杯牛奶，以获得足够的钙。但是，准妈妈也不要把牛奶当水喝，以免引起血糖升高。

谨慎摄入油脂类食物：妊娠糖尿病的准妈妈的烹调用油应以植物油为主，并要尽量少吃油炸、油煎、油酥食品，动物皮、肥肉等富含脂肪的食物更要少吃。

多吃富含膳食纤维的食物：患有妊娠糖尿病的准妈妈应该多吃富含膳食纤维的食物，如以糙米或五谷米饭取代白米饭，增加蔬菜的摄取量，用多吃新鲜水果的方式代替喝果汁等。这样的饮食可帮助准妈妈延缓血糖的升高速度，帮助控制血糖。

准妈妈在孕期不宜吃过多的甜食，否则多余的糖极容易导致血糖升高，增大患妊娠糖尿病的风险。

如何防治静脉曲张

孕育须知

准妈妈怀孕后，体内静脉受到压迫，引起血液回流障碍，无法回流的血液聚积在某些静脉分支内，使血管出现扩张、弯曲，在皮肤表面形成蓝色或紫色的弯弯曲曲的凸起，就是静脉曲张。静脉曲张一般出现在腿部，也有的准妈妈会在外阴等部位出现静脉曲张。轻度的静脉曲张并不疼痛，只会有轻微的不适感。当症状加重时，准妈妈会感到腿部沉重、易疲劳。重度静脉曲张会使准妈妈感到皮肤发痒、抽痛或有灼热感。静脉曲张扩大后，由于血管壁变薄，血管容易破裂出血，造成下肢水肿、酸胀。

更多了解

准妈妈可以通过以下方式防治静脉曲张。

❶ 坚持运动。适度运动可以帮准妈妈避免过量脂肪在体内堆积，保持良好的血液循环，从而预防静脉曲张的发生。慢走、游泳等不太剧烈的有氧运动都是不错的选择。但是，像蹬自行车和慢跑之类的运动，因为容易增加腿部静脉所受到的压力，使症状加重，准妈妈就不宜进行。如果身体条件允许，准妈妈还可以做一做有助于恢复的运动：先平卧在床上（靠近一面墙，以墙作为运动时的借力之处），双腿向上伸直，与身体形成一个直角，再将臀部和脚跟靠在墙上，保持这个姿势，坚持2～5分钟。

❷ 控制体重。如果准妈妈肥胖，身体的负担增加，就会使静脉曲张更加严重。所以，准妈妈应该通过运动、调节饮食等方法控制自己的体重，使自己在孕期的体重增加保持在12.5千克左右的正常范围。

❸ 适当穿着医用弹力袜。在医生指导下穿着渐进压力式的医用弹力袜，可给静脉加压，帮助血液回流。

❹ 保持正确的睡姿。准妈妈睡觉时应尽量左侧卧，避免子宫压迫腹部下腔静脉。如果能够适应，准妈妈睡觉时用枕头将脚部垫高，也是一个不错的方法。

❺ 避免久坐、久站或双腿交叉。

❻ 不要提重物。提重物会加重身体对下肢的压力，不利于症状的缓解。

❼ 远离高温。高温容易使人体血管扩张，诱发或加重病情。所以，夏季天热的时候，准妈妈应该少到户外活动，并注意做好防暑降温措施，以预防静脉曲张。

贴心提示

静脉曲张容易在晚上加重。如果准妈妈经过一晚的休息，症状没有减轻，就应该及时就医，以免出现意外。

❀ 怎样选择医用弹力袜

孕育须知

针对孕期腿部静脉曲张，准妈妈可以选择医用弹力袜来缓解。

更多了解

选择医用弹力袜的原则。

❶ 根据病变部位选择医用弹力袜的长短。一般情况下，孕期静脉曲张多发生在小腿及脚踝部，选择膝长型的医用弹力袜即可达到治疗目的。如果静脉曲张的程度较重，累及大腿静脉，准妈妈可以选择腿长型医用弹力袜。

❷ 选择合适的医用弹力袜。所谓合适，即准妈妈穿上后感觉踝部压力最大，小腿次之，膝以上最小，并且不影响膝关节活动。如果准妈妈穿上弹力袜后感觉袜子上下的压力基本一致，就是不合适的弹力袜，最好不要穿。

❸ 选择适当的压力类型。如果是为了预防，准妈妈应该选择低压型医用弹力袜（压力为18毫米汞柱*），治疗则用中压型医用弹力袜（压力为20～30毫米汞柱），不宜选用高压型医用弹力袜。

贴心提示

穿医用弹力袜的2个小技巧。

1.准妈妈应该在早上起床前穿上医用弹力袜。因为，准妈妈一旦起床，腿部就开始肿胀了。

2.如果觉得医用弹力袜太紧，准妈妈可以将医用弹力袜翻过来，使医用弹力袜的里面朝外，再从脚趾开始将医用弹力袜套上。

---

* 1毫米汞柱=0.133千帕。

成功胎教

用好习惯影响胎宝宝

孕育须知

在诸多的胎教形式中，有一种胎教很容易被准妈妈忽视，那就是习惯胎教。

更多了解

很多人认为胎宝宝还没有出生，通过习惯胎教培养胎宝宝良好的生活习惯为时尚早，恐怕没有什么效果，这其实是个误解。

瑞典有位医生就曾对新生儿的睡眠类型进行过研究，结果发现，新生儿的睡眠习惯是由妈妈在孕期的睡眠习惯所决定的。如果准妈妈早睡早起，所生的宝宝也会和妈妈一样形成早睡早起的习惯；如果准妈妈是个"夜猫子"，所生的宝宝也和妈妈一样喜欢晚睡。可见，准妈妈的生活习惯对胎宝宝出生后生活习惯的养成，是有重要影响的。

为了不"带坏"胎宝宝，准妈妈应该在孕期改掉一切不利于胎宝宝成长的坏习惯，有意识地培养好习惯，为胎宝宝日后的成长打下良好的基础。

准妈妈必须改掉的坏习惯

孕育须知

生活中一些作息、饮食、情绪调节等方面的不良习惯，准妈妈都应该注意，并及早改正。

更多了解

晚睡晚起：晚睡晚起打乱了人适应大自然进行自我调整的规律，很容易造成身体疲乏、免疫功能下降，使人变得更容易生病。准妈妈尽量减少夜生活，保证每天晚上11点以前入睡，每天睡足8小时。中午最好也能小睡1小时。

挑食：如果准妈妈在孕期挑食，这种对饮食的偏好很可能会直接传给胎宝宝，使宝宝将来也出现挑食的坏习惯。如果不出现过敏或其他不良反应，准妈妈就应保证自己吃下去的食物种类丰富、营养均衡。

爱发脾气：准妈妈如果性格急躁，爱发脾气，宝宝将来也往往容易哭闹，爱发脾气。如果准妈妈感到沉闷，可以到空气新鲜、景色优美的户外散散步，尝试着结交一些朋友。遇到不愉快的事情时，可以通过一些能引起自己正面情绪的活动（如听音乐、看画册、郊游等）来转移坏情绪，使自己的心情迅速地好起来。

调整心情的腹式呼吸法

孕育须知

要使胎教产生好效果，准妈妈必须保持心情愉悦、头脑清醒、注意力集中。用腹式呼吸法可有效调节心情。如果准妈妈能在胎教前、每天早上起床时、中午休息前、晚上临睡前各进行一次这样的呼吸法，不但怀孕期间动辄焦躁的精神状态会得到改善，胎教的效果也会得到大大提升。

更多了解

腹式呼吸锻炼受场地的局限很少，准妈妈可以在床上，可以在沙发上，也可以坐在地板上进行。

选择好场地后，准妈妈应当全身放松，盘腿坐在选择好的位置上（这时要尽量使腰背舒展，手可以放在身体两侧，也可以放在腹部），微闭双目，先将呼吸调节均匀，再用鼻子慢慢地吸气，同时在心里默数1、2、3、4、5（以5秒为标准，肺活量大的准妈妈可以坚持6秒，肺活量小的准妈妈可以保持4秒）。

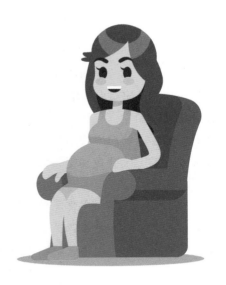

吸气时，准妈妈要让自己感到气被储存在腹中。然后，再缓慢、平稳地将气呼出来，呼气所用的时间应该是吸气时的2倍。这样反复呼吸1～3分钟，很快就会感到心情平静、头脑清醒。

贴心提示

准妈妈每天花上几分钟的时间独处，听听柔美的音乐，让自己思绪从孕期不适和工作、生活的压力中解脱出来，想一想即将诞生的宝宝给生活带来的变化，寻找一下内心深处最真实、最美丽的自我，对胎宝宝也是一种无形的胎教。

孕7月

胎宝宝在发育

 胎宝宝的身体发育

孕育须知

进入孕7月，胎宝宝的大脑进入又一个高速发展期，身高、体重也大大增加了。

更多了解

第25周：胎宝宝的头臀长达到了24厘米，体重也增加到900克。胎宝宝的脑细胞迅速地增殖、分化，大脑体积迅速增大，准妈妈可以多吃一些健脑食物，促进胎宝宝的大脑发育。

第26周：胎宝宝的体重已经达到1 000克了，身高大约为25厘米。胎宝宝的听力系统（耳蜗和外耳感觉末端器官）将完全形成，对声音的感觉越来越敏感了。胎宝宝的视觉神经已经开始发挥作用了，如果准爸妈在这时候用手电筒照射腹部（注意光线不要太强），胎宝宝会自动把头转向有光亮的地方。

第27周：胎宝宝的体重已经增加到了1 100克，身高大约为26厘米。胎宝宝的大脑已经发育到一定水平，脑组织还在快速地增长。由于听觉得到进一步发展，胎宝宝已经可以听到外界传来的各种声音，并对听到的声音产生了最初的记忆。

第28周：胎宝宝的体重达到1 300克。胎宝宝的睫毛已经完全长出来了，眼睛既能睁开又能闭上，并已形成了自己的睡眠周期。

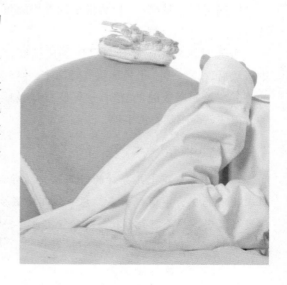

准妈妈的变化

 准妈妈的身体变化

孕育须知

进入怀孕第7个月，准妈妈的腹部变得更大，行动越来越不便，也更容易感到疲劳。

更多了解

准妈妈的身体变化。

❶ 随着胎宝宝的日益长大，准妈妈会变得更容易疲倦。有的准妈妈在此时会出现眼睛发干、怕光等不适。

❷ 准妈妈的子宫底已经移动到肚脐以上6.25厘米左右的地方，体重也比孕前增加了7～10千克。

❸ 随着子宫底的逐渐升高，准妈妈有时会感到呼吸困难。

❹ 准妈妈的腹部变得更大，行动更不方便，也更容易感到疲劳。有的准妈妈会在此时感到肚子发硬、发紧，有时还会伴有轻微的阴道出血，这是由于子宫上升、胎头下降使骨盆压力增加引起的假宫缩，不必紧张。

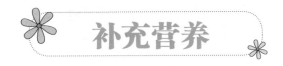
补充营养

 准妈妈要补充维生素D

孕育须知

维生素D可以调节体内钙、磷代谢，适当地摄入可以预防孕期腿部肌肉痉挛，这一时期正是胎宝宝牙齿和骨骼持续发育的时候，适量摄入维生素D可以预防胎宝宝牙齿发育缺陷及佝偻病。

更多了解

维生素D又被称为抗佝偻病维生素，是人体钙、磷代谢的重要调节物质之一。适当补充维生素D可以提高人体对钙、磷的吸收，促进骨骼和牙齿的钙化，还可以防止人体内的氨基酸通过肾脏代谢丢失，对人的健康具有重要的维护和促进作用。

如果准妈妈体内缺乏维生素D，不但不利于钙和磷的吸收，使自己因缺钙而出现腿部肌肉痉挛、骨质疏松等不良症状，还会影响胎宝宝的生长发育，使胎宝宝出现骨骼钙化障碍和牙齿发育缺陷，在出生后容易患上佝偻病。

✳ 补充维生素 D 别忘晒太阳

孕育须知

有时间的时候晒晒太阳，利用阳光的照射促进自身合成维生素D，是准妈妈补充维生素D的一个既简便又有效的途径。

更多了解

人的皮肤中含有一种名为"7-脱氢胆固醇"的胆固醇，在紫外线的照射下可以转变成与人的健康有密切关系的维生素D，而阳光中含有大量的紫外线，晒太阳有助于合成维生素D。

如果条件允许，准妈妈可以每天到室外晒一会儿太阳，争取每周晒太阳的时间达到2小时。如果是冬天，则应保证每天晒1小时的太阳。

晒太阳虽然有助于补充维生素D，却不宜晒得过度，以免皮肤受损。除了冬季，准妈妈每天晒15分钟太阳就够了，夏天则应避免在阳光下暴晒。

贴心提示

由于玻璃对紫外线的过滤作用，在室内晒太阳是起不到补充维生素D的作用的，必须到室外晒太阳，才能达到比较好的效果。

✳ 小心"吃得太好"引起急性胰腺炎

孕育须知

受激素影响，孕期准妈妈胆固醇浓度会增加，摄入太多高蛋白质、高脂肪的食物可能会引起胆固醇和甘油三酯水平急剧上升，加重肝脏、胆、胰腺的负担，诱发相关器官的炎症，如急性胰腺炎。而准妈妈患急性胰腺炎，可能会引起胎盘早剥、早产或死胎，自身死亡率是常人的2倍。

 更多了解

如果在进食较多肉类、油炸食品后，出现持续的上腹痛，同时伴有恶心、呕吐、发热、心跳加速、呼吸困难等症状，准妈妈就应该考虑自己是否患了急性胰腺炎，并尽快到医院诊治。

急性胰腺炎的发病比较隐蔽，没有特征性的临床表现，大部分患者只会出现恶心、呕吐、上腹痛等症状，极易被误诊为慢性胃炎、胆囊结石等疾病。虽然有的准妈妈在发病时会感到腰背部出现带状疼痛，由于胰腺与腹膜隔得比较远，这种疼痛很容易和孕期常见的腰背酸痛相混淆。所以，准妈妈应该提高警惕，进食较多油脂类食物后出现一些不适现象就要加以注意。

贴心提示

胆囊结石容易使胆汁逆流入胰管，导致胰液排出不畅，从而引起急性胰腺炎。所以，患有胆囊结石的女性须在医生的指导下定期监测，以免胆囊疾病累及胰腺，引起急性胰腺炎。

合理饮食，预防急性胰腺炎

孕育须知

为了预防急性胰腺炎，准妈妈应该科学进补，合理饮食，千万不能大吃特吃。

更多了解

准妈妈预防急性胰腺炎的饮食原则如下。

❶ 少吃老母鸡汤、油煎蛋、油炸食品等高脂肪、高蛋白质食物，多吃豆制品、鱼、虾、蛋类及瘦肉。

❷ 荤素搭配，保证营养均衡。

❸ 不要一次吃得过饱。

❹ 适当吃一些玉米、麦片等高纤维食物。

❺ 肥胖的准妈妈要注意控制体重，以每周增重500克为宜。

❻ 慎服人参、桂圆、燕窝、鱼翅、鲍鱼等补品。

肥胖准妈妈怎么吃更科学

孕育须知

原则上孕期准妈妈必须控制体重在正常范围内，体重增加过多会增加怀孕和分娩风险，如果准妈妈已经出现肥胖症状，需要注意饮食的摄入，尤其要控制好能量摄入。

更多了解

肥胖准妈妈饮食须遵循以下几个原则。

❶ 在保证营养的基础上控制能量摄入。准妈妈可以请专业的营养师为自己制订营养方案，在保证基本营养摄入的基础上，少吃含糖量高和脂肪含量高的食物。比如，在达到每天标准食量的基础上，严格控制米、面等主食的摄入；多吃脂肪含量低的鸡、鱼、虾、蛋类、奶类食物，少吃猪、牛、羊肉等。

❷ 少吃甜食和淀粉含量高的食物。

❸ 多吃蒸、炖、烩、烧的食物，避免吃油炸、煎、熏的食物。

❹ 多吃蔬菜、水果。

❺ 饮食定时定量，养成良好的膳食习惯。

贴心提示

孕期节食容易使准妈妈缺乏蛋白质、维生素A、维生素C、钙、铁等营养素，使准妈妈的免疫力下降，容易出现贫血、晕眩、水肿、脚气病等疾病，还会使胎宝宝智力低下，容易流产、早产。所以，肥胖准妈妈孕期也不宜节食。

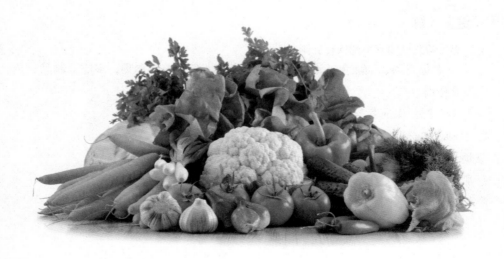

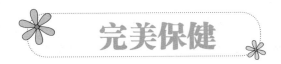
完美保健

怎么预防流鼻血

孕育须知

怀孕使准妈妈体内分泌大量的孕激素，使得血管更容易扩张、充血，同时，怀孕还使准妈妈的血容量增高，稍有不慎，过多的血液从因为扩张而变得脆弱的鼻黏膜血管中冲出来，就引起了流鼻血。

更多了解

预防流鼻血可以从饮食、生活习惯方面着手。

❶ 少吃辛辣食物，多吃绿色蔬菜；多吃苹果、芒果、桃子等水果；多吃豆类、蛋类、奶制品等富含维生素C、维生素E的食物，以巩固血管壁，增强血管的弹性，减少血管破裂的发生。

❷ 少做擤鼻涕、挖鼻孔等动作，也不要使劲揉鼻子，避免因损伤鼻黏膜血管而引起流鼻血。

❸ 每天用热水泡脚、凉水洗脸，也可以预防流鼻血。

❹ 每天用手轻轻按摩鼻部和脸部皮肤，促进局部血液循环与营养供应，预防流鼻血。

❺ 在医生的指导下，用清热凉血的栀子、金银花、菊花、黄芩等中草药泡水喝或煎煮饮服都可以。

贴心提示

如果出现了严重的鼻腔感染，准妈妈一定要在医生指导下积极治疗，因为感染本身也会影响胎宝宝发育，甚至使胎宝宝畸形。

孕期咳嗽少用药

孕育须知

受怀孕的影响，准妈妈对环境变化异常敏锐，免疫力也有所下降，容易感冒、咳嗽等，此时千万不要擅自用药，可以先进行饮食调养。

更多了解

如果只是轻微的咳嗽，准妈妈可以多喝凉开水或用温开水在口中含漱，也可以起到一些止咳效果。淡盐水对支气管炎、咽喉炎和呼吸道感染引起的咳嗽有一定的预防和缓解作用，准妈妈也可以适当地喝一些。另外，一些食疗方可有效止咳，适合孕期用。

冰糖蒸梨：将新鲜鸭梨去皮、去核，切成小块，放入小碗中，加入少量冰糖，放入笼中，隔水蒸软即可。

川贝蒸梨：取一只新鲜鸭梨去皮、去核，剖为两半，加入10克川贝粉，将梨合起来，用牙签固定住，上笼蒸软即可。

白萝卜饴：将一颗白萝卜切成1厘米见方小丁，放入干燥、干净的容器中，加满饴糖，盖紧盖浸渍3天。待白萝卜渗出的水分与饴糖充分混合后，放入冰箱保存。每次服用时，用小勺舀出少许，加温开水调匀即可。

冰糖炖金橘：取500克金橘洗净，切成小块，放入锅中加适量水（以刚刚淹没金橘为度）煮沸，加入少量冰糖，用小火熬烂即可。第一次炖的金橘汁应该趁热服用。没喝完的部分可以晾凉后放入冰箱保存，服用时舀出来一些，温热后食用。

烤橘子：在橘子底部中心用筷子戳一个洞，放入少许食盐（不超过2克为宜），用纸箔包好，放入烤箱中烤15～20分钟即可，将橘子皮剥掉，趁热吃下。

如果准妈妈咳嗽十分严重，应该在医生的指导下合理用药，千万不要擅自服药。

贴心提示

准妈妈在咳嗽期间，最好不要吃糖果等甜食，也不要吃炒花生、葵花子、油炸食品，以免咳嗽症状加重。

练习拉梅兹呼吸法

孕育须知

通过练习拉梅兹呼吸法，准妈妈可以充分了解分娩过程中自己的身体所发生的变化，在情绪上、理智上、心理上及生理上都有所准备，从而减轻分娩的疼痛。

更多了解

拉梅兹呼吸法是由法国医生拉梅兹博士首创的一种心理预防式的分娩准备法。拉梅兹呼吸法强调分娩是一个正常、自然、健康的过程，其通过对神经肌肉控制、产前体操及呼吸技巧的训练，让产妇在分娩时将注意力集中在对自己的呼吸控制上，就可以达到转移疼痛、加快产程、让胎宝宝顺利出生的目的。

拉梅兹呼吸法需要进行长期练习，这样才能使准妈妈在临产时不自乱阵脚，有效地减轻分娩疼痛。一般情况下，准妈妈从怀孕第7个月开始，坚持进行拉梅兹呼吸法的训练，比临产前匆匆忙忙地去学习、分娩时还没有完全掌握的效果要好得多。

贴心提示

如果准妈妈能早日参加医院等机构举办的准妈妈培训，早日学习一些分娩知识及生育知识，尤其是及时学习拉梅兹呼吸法并熟练掌握，就能在分娩时做到不慌不忙，在医生的指导下顺利地娩出胎宝宝，少受许多痛苦。

● 拉梅兹呼吸法第一步

● 练习前的准备

拉梅兹呼吸法可以在床上练习。练习前，准妈妈可以盘腿，也可以按自己觉得舒服的姿势坐好，先听一会儿音乐，使身体完全放松，然后再开始练习。

● 胸部呼吸法

拉梅兹呼吸法适用于分娩刚开始、宫颈开口3厘米左右的时刻。通过进行拉梅兹呼吸，准妈妈可以准确地向家人或医生描述宫缩情况。

锻炼方法：先用鼻子深深吸一口气，然后想象自己的子宫开始收缩，随着子宫的收缩缓慢地吸气、呼气（吸气时胸部挺起，呼气时胸部微微下沉，每分钟呼吸6~9次），反复进行，直到阵痛停止，再恢复正常呼吸。

● 拉梅兹呼吸法第二步

● 嘻嘻轻浅式呼吸法

嘻嘻轻浅式呼吸法适用于宫颈开口在3~7厘米，胎宝宝一面转动、一面慢慢由产道下来的时刻。

锻炼方法：准妈妈先放松身体，尽可能地呼出体内的气体，然后想象子宫开始强烈收缩，先吸一小口气，保持轻浅呼吸，让吸入及吐出的气体量相等。准妈妈此时须完全用嘴呼吸，保持呼吸高位停留在喉咙处，就像发出"嘻嘻"的声音。当子宫收缩减缓时，准妈妈开始恢复到胸式呼吸，仍要使吸入的气体量与呼出的气体量相等。

这一步骤的练习可以先从连续呼吸20秒开始，随后慢慢加长，直至一次呼吸练习能达到60秒为止。

● 拉梅兹呼吸法第三步

● 喘息呼吸法

喘息呼吸法适用于宫颈开口在7~10厘米（此时宫颈口即将全开）的时刻。这时准妈妈的子宫每60～90秒就会收缩一次，已经到产程最激烈、最难控制、胎宝宝即将临盆的阶段了。

锻炼方法：准妈妈先让自己完全放松，将体内的空气排出后，深吸一口气，接着快速做4～6次的短呼气。此时的呼气比嘻嘻轻浅式呼吸还要更浅，感觉就像在吹气球。然后，再用嘴吸气，进行下一轮练习。

做此练习时可以由一次呼吸练习持续45秒开始，慢慢加长至一次呼吸练习能坚持90秒为止。

● 拉梅兹呼吸法第四步

● 哈气呼吸法

哈气呼吸法适用于准妈妈想用力将胎宝宝从产道送出，这时，医生却要求准妈妈不用力（以免发生阴道撕裂），而要等胎宝宝自己挤出来的时刻。此时已经到了第二产程的最后阶段。

锻炼方法：此时准妈妈应该练习快速、连续、以喘息的方式进行的急速呼吸（如同哈气），直到不想用力为止。练习时，准妈妈可以先深吸一口气，接着一边默数1、2、3、4，一边短而有力地哈气，接着用力吐出所有的气，就像在吹一样很费劲的东西似的。

这一步骤的练习每次呼吸需达到90秒。

● 拉梅兹呼吸法第五步

● 用力推

此法适用于宫颈已经全开，胎宝宝的头部即将露出，医生要求准妈妈用力将胎宝宝娩出的时刻。此时准妈妈要长吸一口气，然后憋气，为用力做准备。

锻炼方法：锻炼时，准妈妈应将下巴前缩，略微抬头，用力使肺部的空气压向下腹部，完全放松骨盆肌肉。需要换气时，准妈妈则应保持原有姿势，马上把气呼出，同时马上吸满一口气，继续憋气和用力，直到胎宝宝娩出。当胎宝宝胎头已娩出产道时，准妈妈可使用短促的呼吸来减缓疼痛。

这一步骤的练习每次至少要持续60秒。

❋ 孕晚期容易胃灼热

孕育须知

胃灼热的发生次数一般随怀孕周数的增加而增加。到了孕晚期，上移的子宫压迫胃，胃酸等胃部内容物容易在压力作用下向上反流引起胃灼热，有一半以上的准妈妈会受到胃灼热的困扰。膈肌位置改变也使准妈妈更容易患上食管裂孔疝，也会产生胃灼热。

更多了解

胃灼热发生时，准妈妈会感到自己的上胃部或胸骨下有温热感或烧灼感，并会随着弯腰、坐或躺的姿势变化而加剧。

要预防并缓解胃灼热，准妈妈首先应该减少胃内食物反流到食管的次数，或尽量缩短它们在胃部停留的时间。

准妈妈应该注意做到以下几点。

❶ 饮食应做到少量多餐，使胃不过度饱胀，尽量减少胃酸的反流。

❷ 饭后半小时至1小时避免卧床。

❸ 睡前2小时内不要进食。

❹ 睡觉时一定要枕枕头，以防发生胃酸反流。

❺ 少吃油炸或太油腻的食物。

❻ 少吃醋或其他酸性食物。

❼ 少吃过冷、过热、辛辣等会对胃产生强烈刺激的食物。

❽ 在医生的指导下服用胃药中和胃酸。

❾ 多吃胡萝卜、甘蓝、红椒、青椒、猕猴桃、牡蛎等富含β胡萝卜素、维生素C和锌的食物。

贴心提示

胃寒的准妈妈应该少吃绿豆等性寒食物，多吃粥、汤之类的流食，并做到少量多餐，才能达到养胃、护胃的目的。冰镇饮料、雪糕等冷饮对胃的刺激性太大，更应完全禁食。

✿ 预防孕期腰椎间盘突出症

孕育须知

准妈妈孕期腰部的关节韧带、筋膜也会松弛，腰椎的稳定性减弱，胎宝宝则持续不断地给准妈妈的腰椎增加负担。如果准妈妈在孕期不注意保护自己，稍微腰肌劳累和扭伤，就可能引发腰椎间盘突出症，受寒、体重增长过快也是需要避免的。

更多了解

腰椎间盘是由纤维环、软骨板、髓核组成的密封结构。如果腰部出现过度劳损、体位骤变、猛力动作或暴力撞击，纤维环就会向外膨出，被纤维环围绕着的髓核也会通过破裂了的纤维环的裂隙向外突出，这就是医学上所说的腰椎间盘突出症。保护腰椎间盘要做到以下四点。

❶ 保暖。受寒是腰椎间盘突出症的一个重要诱因。尤其是怀孕期间受力较重的腰部，更容易受风寒侵袭。为避免受到腰椎间盘突出症的困扰，准妈妈做好保暖工作是非常必要的。

❷ 休息。充分休息可帮助准妈妈减轻腰部负担，恢复腰部肌肉的弹性，降低腰肌劳损和扭伤的概率，减少准妈妈患腰椎间盘突出症的机会。所以，准妈妈在孕期应该多休息，少干重活，更不要搬动重物，以免对自己的腰部产生伤害。

❸ 注意保护腰部。准妈妈睡觉最好采取侧卧睡姿，这是最有利于保护腰部的姿势。平时的生活中，准妈妈也应做到不穿高跟鞋，以免加剧原有的挺腰姿势，增加腰部的负担。

❹ 适当控制体重。体重增加会使准妈妈的腰部负担加重，增加腰椎间盘突出症的风险。所以，在维持正常增长的基础上，准妈妈一定要注意控制体重，以免身体不堪重负，罹患腰椎间盘突出症。

如果准妈妈出现肢体麻木、酸胀、疼痛、头痛、眩晕、呕吐、颈肩痛、上肢麻木等症状，要警惕可能患上了腰椎间盘突出症。

贴心提示

准妈妈患腰椎间盘突出症后，应以睡硬板床、牵引、理疗为主要治疗方法。一些活血化瘀的中药可能影响胎宝宝发育，不宜使用，也最好不要贴膏药。

妊娠高血压综合征须重点预防

孕育须知

妊娠高血压综合征是在怀孕第5个月后出现高血压、浮肿、蛋白尿等一系列症状的综合表现。

更多了解

妊娠高血压综合征是一种对准妈妈和胎宝宝危害都非常大的危重病症。它可以影响胎盘对胎宝宝的供血，使胎宝宝出现生长发育不良、体重减轻的状况。如果在此基础上发生血管栓塞，还容易使胎宝宝窒息甚至死亡。妊娠高血压综合征还容易引起胎盘出血和胎盘早剥（患有原发性慢性高血压的准妈妈容易出现这种情况），如果处理不及时，很容易导致准妈妈及胎宝宝死亡。

严重的妊娠高血压综合征发生的急性脑病又称为子痫，具体症状表现为全身抽搐、眼球固定、头向后仰、牙关咬紧、四肢强直、双手紧握等，若不及时治疗，容易引发心力衰竭、肾功能减退、脑出血、肝损害等，也容易导致准妈妈和胎宝宝死亡。

❀ 防治妊娠高血压综合征

 孕育须知

妊娠高血压综合征的发病原因比较复杂，因此难以完全避免。但是，只要准妈妈在医生的指导下定期做产前检查，及早治疗，并注意休息，病情多半可以得到控制。

更多了解

准妈妈防治妊娠高血压综合征应注意以下几点。

❶ 在整个孕期，准妈妈一定要定期到医院进行产检，保证早发现、早治疗妊娠高血压综合征。

❷ 注意休息。准妈妈在怀孕期间应尽量做到心情舒畅，精神放松，争取每天卧床10小时以上，并以侧卧位为佳。这样做的好处是可以促进准妈妈体内的血液循环，改善肾脏供血，避免可以诱发妊娠高血压综合征的不良因素出现。

❸ 饮食不要太咸，并应保证蛋白质和维生素的摄入。

❹ 多吃蔬菜、水果、坚果等食品，适当补充维生素C和维生素E。

❺ 注意控制体重。整个孕期中，准妈妈的体重增长应控制在10～14千克。

❻ 及时治疗贫血。

❼ 及时纠正异常状况。血压偏高时要按时服药。症状严重时要考虑终止妊娠。

❽ 掌握妊娠高血压综合征的发病症状，一旦发现立即就医。

妊娠高血压综合征的阶段	症状
初期阶段	血压轻度升高，伴有水肿和蛋白尿，水肿多从踝部开始，逐渐蔓延至小腿、大腿，甚至到达外阴部及腹部，指压时有明显的凹陷，经过休息也不消退
病情恶化阶段	头痛、眼花、恶心、呕吐，同时伴有其他不适
严重阶段	抽搐（如不采取紧急治疗将迅速出现全身抽搐及昏迷）、眼球固定、头向后仰、牙关咬紧、四肢强直、双手紧握等症状

当病情发展到严重阶段时，直接危及准妈妈和胎宝宝生命，必须马上送医院抢救。

这些准妈妈要格外警惕妊娠高血压综合征

孕育须知

双胎、有妊娠高血压综合征家族史、营养不良或超重的准妈妈都是妊娠高血压综合征高危人群，在孕期需要格外注意预防，出现妊娠高血压综合征症状时应及时到医院检查。

更多了解

有以下情况的准妈妈，须格外警惕妊娠高血压综合征。

❶ 子宫张力过高。

❷ 孕育双胞胎或多胞胎。

❸ 羊水过多。

❹ 出现葡萄胎症状。

❺ 有妊娠高血压综合征家族病史。

❻ 患有原发性高血压、慢性肾炎、糖尿病后怀孕。

❼ 超重或营养不良（体型矮胖的准妈妈和严重贫血的准妈妈都属于妊娠高血压综合征的高发人群）。

❽ 精神过分紧张，或受刺激致使中枢神经系统功能紊乱。

❾ 曾患重度子痫前期或有不明原因胎死宫内、胎盘功能障碍、胎儿生长受限病史以及有抗磷脂抗体综合征（再次妊娠时容易发作）。

高血压准妈妈应该怎么吃

孕育须知

高血压准妈妈饮食口味不可过重，尤其需要控制食盐量，尽量用麻油、醋、糖、柠檬汁等不含钠的调味品调味，但不宜使用辣椒、芥末、姜等刺激性过大的调味品。

更多了解

控制吃盐量（主要是限制钠的摄入量）：吃食盐多与高血压的发生、发展有着十分密切的关系，为了避免病情恶化，准妈妈应该严格控制自己的吃食盐量，每天所吃的食盐应保持在3～5克（不仅指食用盐，还包括咸肉、咸菜、酱油等含钠食物中的食盐）。小苏打、发酵粉、味精等食物也含有一定的钠，也应当限制食用。

减少水分摄入（包括茶水、汤汁中的水分）：轻度高血压准妈妈可以自己掌握，中度高血压准妈妈每天的饮水量不应超过1 200毫升，重度高血压准妈妈则应按照自己前一天的尿量加上500毫升来计算自己当天的饮水量。

适当补充维生素C和维生素E：维生素C和维生素E能抑制准妈妈血液中脂质的过氧化作用，降低高血压反应的严重程度。准妈妈可以多吃富含维生素C的蔬菜、水果及富含维生素E的食物，尽量减轻高血压发作时的严重程度。

注意补充钙、硒、锌等矿物质：钙具有稳定或降低血压的作用；硒可以降低血液的黏稠度，还可以改善蛋白尿、水肿症状，从而使高血压的发病率下降；锌能够增强准妈妈的免疫力，降低发病概率。这些矿物质对预防高血压发病、阻止病情严重化有很大帮助，一定要及时补充。

注意补充蛋白质：重度高血压准妈妈因为从尿中丢失的蛋白质过多，通常伴有低蛋白血症。为保证胎宝宝的健康发育，准妈妈应摄入足够的优质蛋白质，每天补充的蛋白质最多可达到100克。

贴心提示

准妈妈孕期应保持乐观心态，勇敢面对，重视妊娠期高血压疾病，遵从医嘱严格正规产检，评估并检测血压，并自己监测胎动，发现异常须及时就医。

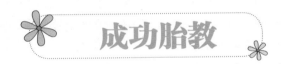

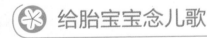

孕育须知

进入孕7月，胎宝宝的听力和大脑有了进一步发展，此时进行语言胎教，素材最好是能将形象、声音、情感统一在一起，使胎宝宝充分感受语言的形象美和音韵美的内容。语言生动、节奏明快的儿歌，最符合这个要求。

更多了解

准妈妈可以买一些专为胎教创作的儿歌，将儿歌念给胎宝宝听，如果准妈妈对古诗感兴趣，还可以选择一些语言生动、通俗易懂的古诗，如《咏鹅》《春晓》等，用抑扬顿挫的声调念给胎宝宝听。如果准妈妈的文学素养比较高，还可以在借鉴优秀作品的基础上，自己编一些和胎宝宝的生活密切相关的儿歌，用亲切、温柔的语调念给胎宝宝听。

 贴心提示

在怀孕7个月后，不妨用简单的英语对胎宝宝说话，对胎宝宝进行英语胎教。如果准妈妈担心自己发音不标准，还可以选择一些句型简单、内容健康、重复性高的英文音像制品放给胎宝宝听，也可以奏效。

给胎宝宝讲胎教故事

孕育须知

当胎宝宝的听力和大脑已经发展到一定程度时，准妈妈就应该不失时机地给胎宝宝讲故事，加强对胎宝宝的语言胎教。

更多了解

讲故事可以使胎宝宝增长见闻、感受快乐，可以丰富胎宝宝的精神世界，是一项不可缺少的胎教内容。

讲故事的方式一般有两种：准妈妈可以即兴发挥，用自己的想象给胎宝宝编一个优美动听的故事；也选择一些情节有趣、内容轻快和谐的胎教小故事，读给胎宝宝听。

给胎宝宝讲故事时，准妈妈的精力要集中，吐字要清楚，声音要和缓，并要做到声情并茂，绘声绘色地讲述故事的内容，而不能不带一丝感情、平淡乏味地给胎宝宝念书。

告诉胎宝宝生活中的事情

 孕育须知

准妈妈生活中的一切美好的事情都可以对胎宝宝说，这可以使胎宝宝充分感受到世界的多姿多彩，使胎宝宝对即将面对的世界产生美好印象，有利于培养胎宝宝对生活的热情和期待。

更多了解

给胎宝宝讲一讲生活中的点点滴滴，让胎宝宝和准妈妈一起感受每一天的生活，也是一种很好的胎教方法。

清晨起床后，准妈妈可以对胎宝宝说一声"早上好"，告诉胎宝宝早晨已经到来了。洗脸、刷牙时，准妈妈可以给胎宝宝讲一讲自己的每一个动作，告诉胎宝宝为什么要勤洗脸、勤刷牙，为什么刷牙要用牙膏，肥皂沾水后为什么起泡沫……

白天做家务时，准妈妈还可以给胎宝宝讲一讲关于家务的知识，向胎宝宝描述一下胎宝宝即将生活在其中的家，还可以讲一讲自己做家务时的各种感想。

到户外散步时，准妈妈可以给胎宝宝讲一讲自己都看到了什么，告诉胎宝宝什么是花，什么是草，马路、公园、超市、楼房、商店都有什么作用，自己在路上遇到了哪些人，等等。

光照胎教正当时

孕育须知

进入孕7月后，胎宝宝第一次睁开了眼睛，视觉也进一步发育了，此时对胎宝宝进行适当的光照胎教，不仅可以促进胎宝宝视觉的发育，还有益于提高胎宝宝对光的敏感度，促进胎宝宝出生后动作、行为的发育和成长。

更多了解

光照胎教可以从怀孕24周起开始实施。刚开始时，准爸妈可在胎宝宝觉醒时，用被布蒙住的手电筒作为光源（光线一定不能太强），照在准妈妈腹部、胎宝宝胎头所在的方向，每次照射5分钟左右。为了让胎宝宝感受光的变化，光照胎教结束前，准爸妈可以连续关闭、开启手电筒数次，以促进胎宝宝视觉的发育。

随着胎宝宝的发育，准爸妈可以尝试着去掉蒙在手电筒上的布，但仍需注意不能对胎宝宝照射强光，每次照射的时间也不宜太长，不要超过10分钟。

光照胎教一定要在胎宝宝清醒的时候进行，千万不能随心所欲，不要在胎宝宝睡眠时进行光照胎教，以免打乱胎宝宝的生物钟，影响胎宝宝的生长发育。

进行光照胎教时，准妈妈应注意把胎宝宝的反应详细地记录下来。通过记录和对比，准爸妈就可以了解胎宝宝是否建立起对光照的反应，从而判断出光照胎教的效果如何。

贴心提示

进行光照胎教时，准爸妈还可以和胎宝宝说话，这样胎宝宝的视觉和听觉都会迅速提高，比单一进行一种胎教效果要好得多。

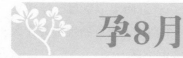

孕8月

胎宝宝在发育

胎宝宝的身体发育

孕育须知

在孕8月里，胎宝宝的体重将突破2 000克大关，身体比例变得更加协调，体型也变胖了。

更多了解

第29周：胎宝宝的体重达到1 400克，头臀长达到28厘米。由于皮下脂肪已经初步形成，胎宝宝看起来已经变胖了很多，不再是以前瘦瘦小小的模样了。如果胎宝宝是男孩，他的睾丸已经从腹中下降到了阴囊；如果是女孩，她的小阴唇已经开始突起了。

第30周：胎宝宝的体重达到1 600克，头臀长达到44厘米。由于皮下脂肪的不断增加，胎宝宝皱巴巴的皮肤慢慢变得平滑起来。视觉已经发育到能辨认和跟踪光源，并可以大致看到准妈妈子宫中的景象了。

第31周：随着器官的发育，胎宝宝的肺和胃肠开始接近成熟，分别有了呼吸和分泌消化液的能力。

第32周：胎宝宝的体重达到2 000克。胎宝宝的手指甲和脚趾甲都已经长齐，骨架也已完全形成（骨头仍然柔软易折），还长出了一头胎发（有的胎宝宝头发比较稀少，但这并不能说明胎宝宝出生后的头发也和现在一样少）。

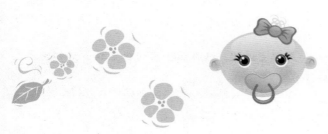

准妈妈的变化

准妈妈的身体变化

 孕育须知

准妈妈的子宫进一步增大和升高，腰背酸痛、便秘、水肿、呼吸困难等不适可能会进一步加重。

更多了解

准妈妈的身体变化。

❶ 准妈妈的体重将比孕前增加8.5～11.5千克，子宫底上移到肚脐以上7.6～10厘米的地方。由于内脏进一步受到挤压，准妈妈既有的便秘、腰背酸痛、水肿、呼吸困难的状况加重。

❷ 准妈妈的子宫已上升到膈膜处，这会使准妈妈呼吸困难、气喘的情况变得愈发严重。

❸ 胎宝宝不断长大，准妈妈的子宫几乎全部被胎宝宝充满，这就使准妈妈的腹部开始产生紧绷的感觉，有时还会感觉肋下酸痛。

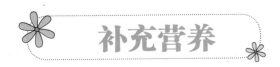

补充营养

怎样补充膳食纤维

 孕育须知

准妈妈每天所摄入的膳食纤维应该根据食物的总摄入量来确定，一般不需要刻意补充，只在日常饮食中多加一两样高膳食纤维的食物即可。

怀孕后，由于增大的子宫压迫肠胃以及内分泌变化引起的胃酸减少，准妈妈的胃肠蠕动变慢，很容易受到便秘的困扰。如果能摄入一定量的膳食纤维，对准妈妈顺利排便、减轻便秘和缓解腹胀的痛苦有很大帮助。

糙米、胚芽精米、玉米、小米、大麦、米糠、麦粉（制作黑面包的材料）、胡萝卜、四季豆、红豆、豌豆、薯类、裙带菜等食物中的膳食纤维含量都比较高，其他新鲜蔬菜、水果、菌藻类食物中的膳食纤维含量也比较高，准妈妈可以根据自己的需要进行选择。

如果摄入过多膳食纤维，会使准妈妈胃肠蠕动过快，产气多，引起腹部不适，并影响蛋白质的消化和钙、铁的吸收，所以补充膳食纤维也要注意适度。

保证孕晚期营养丰富

进入孕晚期后，准妈妈应结合胎宝宝的发育需求和自身的变化，在孕中期饮食的基础上进行调整，确保摄入充足的营养素。

增加蛋白质摄入。孕晚期的胎宝宝需要在体内储存170克左右蛋白质，准妈妈需要储存375克左右蛋白质，再加上胎宝宝和准妈妈的消耗，必须加大蛋白质的摄入量。一般情况下，孕晚期的准妈妈每天应多从饮食中摄入25克左右蛋白质。

摄入充足的不饱和脂肪酸。孕晚期是胎宝宝大脑细胞快速增殖的时期，准妈妈如在此时摄入充足的二十二碳六烯酸（DHA）、花生四烯酸（AA）等不饱和脂肪酸，对胎宝宝的大脑发育是非常有好处的。蛋黄、深海鱼类、海藻等食物中所含的不饱和脂肪酸比较丰富，准妈妈可以根据自己的实际情况进行选择。

增加矿物质摄入。到了孕晚期，胎宝宝开始在体内大量储存钙、铁等矿物质。相应地，准妈妈也应该增加对钙、铁等矿物质的摄入量，以免出现缺钙、缺铁性贫血等营养素缺乏疾病，并引起先兆子痫或胎宝宝缺氧等危险状况。

摄入充足的维生素。孕晚期，准妈妈对B族维生素、维生素C等水溶性维生素的需要大大增加（尤其是维生素B_1），一定要多吃绿叶蔬菜、水果、瘦肉、禽蛋、牛奶、豆制品等食物，确保充分摄入，否则容易出现呕吐、倦怠、宫缩乏力、分娩时产程延缓等不利状况。

✱ 合理、科学地搭配食物

● ✿ 孕育须知

　　孕晚期准妈妈不但要保证营养充足，还必须注意到均衡又不至于过剩，这就要求合理搭配食物。

● ✿ 更多了解

　　孕晚期的准妈妈每天所吃的食物应该做到种类多样、搭配合理、营养均衡，既要保证主食的摄入量（每天可以吃400～500克主食），又应该摄入足够的瘦肉(畜、禽、鱼等肉类200克)、蛋类（50～100克）、豆制品（50～100克）、新鲜蔬菜（500～750克，以绿叶蔬菜为主）、奶类（250克）、水果（200克）、粗粮（50克）、植物油（40克）等副食。

● ✿ 贴心提示

　　忌食性寒食物。苋菜等性质寒凉、对子宫有刺激作用的食物一定不能吃，以免引起流产等意外。

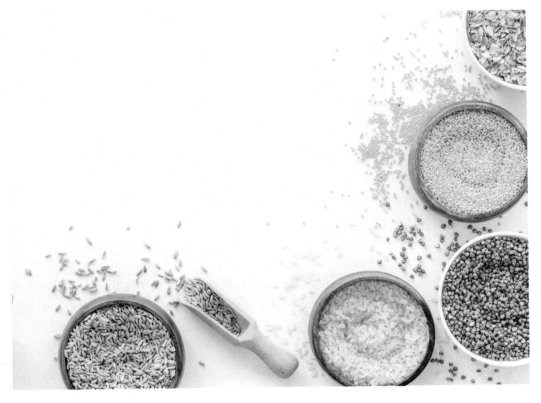

完美保健

孕晚期生活细节注意

孕育须知

进入孕晚期，准妈妈的身体变得越来越沉重，平时生活中一定要多加小心，以免出现意外。

更多了解

孕晚期准妈妈应对以下生活细节多注意。

① 停止性生活。

② 每2周做一次产前检查，最后一个月可每周做一次产检。

③ 每天早晨起床后先喝一杯温开水，然后再吃早餐，预防便秘。

④ 每天入睡前做5分钟乳房按摩，疏通输乳管，为哺乳做准备。

⑤ 经常称体重。一旦发现体重有增长过快的趋势，要立即采取措施进行控制。

⑥ 每天查看浮肿的情况。如果在起床后还未消失，应该马上告诉医生。

⑦ 少量多餐，减轻胃胀。

⑧ 不要枕太高的枕头睡觉。高枕容易使准妈妈颈部弯曲过大，不仅不利于呼吸，还会压迫到胎宝宝。

⑨ 只要天气允许，每天出去散散步。

⑩ 尽可能避开阳光直晒。如果阳光太强烈，出门时最好戴上遮阳帽或撑遮阳伞，以防色素斑加重。

⑪ 长时间外出最好有人陪伴，并随身携带《母子健康手册》、健康保险卡、破水时使用的卫生巾或孕妇用卫生巾等物品，以备急需。

贴心提示

孕晚期是早产的多发期，除非必要，准妈妈最好不要进行长途旅行，以免出现意外。长途旅行中环境、条件都比较受限制，准妈妈很容易因为受到刺激而出现在车上分娩的紧急情况，严重影响准妈妈和胎宝宝的健康。

✿ 了解胎位不正

◐✿ 孕育须知

　　胎位就是胎宝宝在准妈妈子宫内的位置和姿势。分娩时，胎宝宝的枕部最先进入骨盆，医学上称之为"枕前位"，俗称"趴着生"，这种胎位占分娩的94%～95%，是正常的胎位，当分娩时胎宝宝不是这种姿势时，就属于胎位不正，需要及时纠正。

◐✿ 更多了解

　　胎宝宝在子宫内是浸泡在羊水中的，由于胎头比身体重，大部分胎宝宝都是以头下臀上、胎头俯屈、枕骨朝前的姿势（类似人趴着的姿势）住在准妈妈的子宫里。出生时往往胎头以最小周径通过产道，这种姿势准妈妈和胎宝宝受到危害的可能性最小，分娩一般比较顺利。如果胎位不正，则分娩时容易造成危险。

　　常见的胎位不正有以下几种。

　　❶ 臀位。胎宝宝呈头上臀下、坐着的姿势待在准妈妈的子宫里，分娩时臀部先露出产道（或者臀部与腿、脚同时露出，或脚、膝部先露），容易造成难产。

　　❷ 横位。胎宝宝横卧在准妈妈的子宫里，分娩时手臂、肩部先露出产道，也容易造成难产。

　　❸ 头位不正。有的胎宝宝虽然也是头部朝下待在子宫里，也存在胎位不正。比如，胎头俯屈不良而变为仰伸，分娩时前囟、额、脸部先露出产道；胎头倾斜；胎头以不屈不伸的姿势进入骨盆入口平面，胎头的矢状缝落在骨盆入口平面的前后径上，大囟门及小囟门分别位于骨盆前后径两侧（医学上称为高直位）；胎头在下降过程中旋转不良的枕后位、枕横位等，都属于不正常胎位，也容易导致难产。

✿ 纠正胎位不正的方法

● 胸膝卧位转胎法

　　准妈妈排空大小便，换上宽松、舒适的衣服，跪在铺有软垫的硬板床上，头侧贴在床上，两臂伸直放在头的两侧，胸部紧贴床面，臀部抬高，大腿与床面垂直。这个姿势可以先从每次3～5分钟做起，慢慢增为每次10～15分钟，每天做2次，可以起到促进臀位转为枕前位的机会。但是，患有心脏病、妊娠高血压、肥胖的准妈妈忌用此方法。

● 桥式卧位

准妈妈先排空大小便，换上宽松、舒适的衣服，用棉被或棉垫将臀部垫高30～35厘米，仰卧在床上。每天做1次，每次做10～15分钟，坚持1～2周，就可以起到纠正胎位的作用。

● 激光照射转胎法

用激光照射准妈妈两脚小脚趾外侧0.1寸*处的至阴穴，每天1次，每次10分钟。

● 艾灸法

艾灸准妈妈两脚小脚趾外侧0.1寸处的至阴穴15分钟，每天灸1～2次，可以起到很好的转胎效果。

● 外部倒转转胎术

请医生将准妈妈腹部子宫底部摸到的胎头，朝胎宝宝俯屈的方向回转腹侧，把胎头推下去，将臀部推上来，手动一点一点地纠正胎位，然后在准妈妈腹部对应胎宝宝颈部位置两侧垫上软垫，腹部缠浴巾或棉布，将胎宝宝固定为头位，待胎头衔接后解除。这个方法一定要请有经验的医生施行，准妈妈不可在家自己操作。

● 内倒转转胎术

请医生将手伸进准妈妈的阴道内，握住胎足，通过适当的牵引，使胎宝宝变为臀位足先露，然后再实行臀位助产或臀位牵引术（如果宫口没有开全，则应一边监测胎心，一边等待宫口开全，再实行臀位牵引术），使准妈妈顺利娩出胎宝宝。这种方法只适用于一些紧急情况，如无条件转院或剖宫产的横位活胎，双胎的第二胎，无条件剖宫产的颏后位、额位、高直位活胎等，对医生的技术要求比较高，一般情况下不采用。

✳ 纠正胎位不正的最佳时间

 孕育须知

医学上通常在怀孕第7个月（怀孕28周）之前不对胎位不正作诊断，仅加强观察即可。到了怀孕第7个月（怀孕28周）后，如果胎位仍然不正，就应该及时诊断、处理，以免准妈妈在提前破水、早产等紧急情况下出现难产。

更多了解

胎位不正从胎宝宝刚刚开始形成时就已经存在了，但是，由于最初胎宝宝体型比较小，并且不断在子宫内运动，所以孕晚期之前一般不必对胎位进行纠正。从怀孕第7个月开始，如果发现胎宝宝胎位不正，则应该采取相应的纠正措施。

---

* 寸指同身寸。

胎位不正的准妈妈可以在怀孕30～34周时在医生指导下尝试做膝胸卧位转胎法，同时用激光照射或艾条灸两小脚趾外侧的至阴穴进行纠正。如果不奏效，可在怀孕36周左右请医生实施外部倒转转胎术。

✳ 怎么应对孕期痔疮

孕育须知

怀孕后，逐渐膨大的子宫压迫到直肠，使准妈妈肛门周围的静脉丛发生淤血、凸出，容易形成痔疮。为了避免痔疮加重，准妈妈可以从饮食、生活习惯、运动锻炼上着手改善和预防。

更多了解

准妈妈应对孕期痔疮的要点如下。

❶ 多吃韭菜、芹菜、油菜等富含纤维素的新鲜蔬菜，少吃或不吃辣椒、胡椒、姜、蒜等刺激性食物。

❷ 每天起床后空腹喝一杯温开水或淡盐水，平时也要注意多喝水。

❸ 养成每天定时排便的良好习惯。

❹ 最好在排便后进行温水坐浴，促进肛门处的血液循环。

❺ 不要久坐，尤其是不要长时间坐沙发。

❻ 有意识地进行提肛锻炼。锻炼时，准妈妈需要集中精力并拢大腿，吸气时收缩肛门，呼气时放松肛门，每30次为一组，每天做3～5组。

贴心提示

目前常见的痔疮膏主要由麝香、牛黄、珍珠等药物组成，虽然疗效显著，却对子宫有明显的刺激作用，准妈妈使用后容易发生流产或早产。所以，即使痔疮严重，准妈妈也应在医生的指导下使用相关药物，不要擅自使用痔疮膏。

✳ 警惕胎膜早破

孕育须知

如果准妈妈的胎膜在临产之前（即有规律的宫缩前）破裂，羊水流出，就是胎膜早破，很容易给准妈妈和胎宝宝造成严重伤害，又特别容易被忽视，准妈妈一定要提高警惕。

 更多了解

一般情况下，准妈妈的胎膜会在临产时破裂，然后，羊水流出，胎宝宝在几小时内娩出，这是正常的胎膜破裂，为配合分娩而出现，但胎膜早破是异常现象，通常会引起准妈妈与胎宝宝感染率明显增加、脐带脱垂、流产、早产（发生在37周前的胎膜早破通常会出现这种情况）、干产等不良后果，必须注意预防。

❶注意孕期卫生，预防霉菌性阴道炎及其他妇科炎症。

❷多吃富含维生素C、维生素D的食物，增加胎膜的韧度。

❸怀孕最后一个月禁止性生活。

❹如果怀的是多胞胎，要多卧床休息。

❺避免过度劳累和对腹部的冲撞。

贴心提示

医学研究发现，胎膜早破产妇的血清铜值比正常破膜产妇要低，说明胎膜早破与准妈妈体内的血清铜水平低有一定关系。如果准妈妈缺铜，胎膜就会变薄、变脆、弹性和韧性降低，从而易发生胎膜早破。

✳ 怎样发现、应对胎膜早破

孕育须知

胎膜早破的典型症状是：准妈妈突然感到有较多液体从阴道流出，然后量慢慢变少，或断断续续地流出，咳嗽、打喷嚏或负重时，流出的液体量又会突然增多。

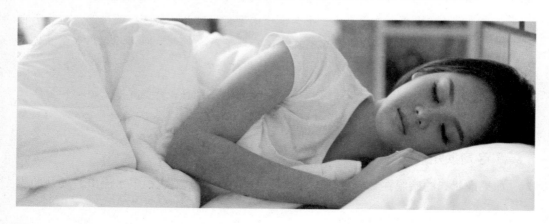

更多了解

关于胎膜早破，应注意以下几点。

① 孕晚期的准妈妈尿道口比较松弛，用力时常有尿液溢出，再加上孕晚期阴道分泌物增多，从阴道里流出的到底是羊水还是分泌物，往往使准妈妈难以判断，从而使胎膜早破不能被及时发现。

② 意识到胎膜早破，准妈妈应尽可能平躺，不能直立，以防发生脐带脱垂，马上去医院。有条件的最好叫救护车直送医院。

③ 如果已接近预产期，胎宝宝已经成熟，没有胎位异常、骨盆狭窄、脐带脱垂，胎宝宝先露部较低者，医生会主张准妈妈自然分娩。

④ 如果胎膜早破已经超过24小时，准妈妈还没有临产，又没有胎位不正及头盆不称等情况，医生会给准妈妈实行引产或剖宫产。

⑤ 如果距预产期还很远，胎宝宝还不成熟，医生可能在排除感染的情况下为准妈妈保胎。如果通过检查发现胎心不规律，或有感染可能，医生会建议准妈妈终止妊娠。

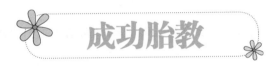

成功胎教

孕晚期是阅读胎教的好时机

孕育须知

怀孕第8个月直到生产前，是施行阅读胎教的好时机。怀孕8个月时，胎宝宝的大脑已经发育到和新生儿接近的水平，一旦捕捉到外界信息，就会通过神经管迅速传达到身体的各个部位，还有了思考、感受、记忆事物的可能性。

更多了解

医学研究发现，胎宝宝的意识萌芽产生在怀孕第7～8个月的时候，此时胎宝宝的脑神经已经发育到几乎与新生儿相当的水平，胎宝宝大脑皮质也很发达，因此胎宝宝具有思考、感受、记忆事物的可能性。

阅读胎教的注意事项

孕育须知

阅读胎教应当长期进行。准爸妈每天抽出一定的阅读胎教时间，制订一个合理的阅读胎教计划，有规律、有步骤地进行，比想起来时随意读一气、不想做时又完全置之不理效果要好得多。

更多了解

准爸妈进行阅读胎教时应注意以下几点。

❶ 阅读前保持心情愉快、注意力集中，以便在阅读时很好地思考，和胎宝宝产生充分交流。

❷ 如果是为胎宝宝读故事，最好先将故事默读一遍，在脑海中形成比较生动的影像，再读给胎宝宝听。

❸ 给胎宝宝读故事时，准爸妈应该将故事中的人、事、物详细、清楚地描述出来（如事物的颜色和形状、房间的陈设、故事主人公的相貌等），让胎宝宝可以进入故事所描绘的世界中。

❹ 如果时间不太充分，至少要选择一页有图画的故事，仔仔细细地读给胎宝宝听。

❺ 不要边阅读边吃零食。

❻ 不要边阅读边走动。

给胎宝宝选择合适的胎教书籍

孕育须知

为胎宝宝选择胎教阅读材料时，准妈妈不必拘泥于题材、体裁、篇幅等形式，而应该注重内容：只要是能让准妈妈心情安逸、情操得到陶冶、母爱被唤起等温柔情感、带来美好感受的读物都可以选择。

更多了解

有声读物类：一些有优美背景音乐的有声读物不仅可以替准妈妈免去阅读之劳，还可以起音乐胎教的作用，可谓一物多用。

女性文学类：一些女性作家从切身经历出发创作的散文、小说中往往具有对女性细腻、柔美的独特心理情怀的特殊关注，还包含着许多关于生活的真知灼见，通过阅读这些洋溢着女性特点的作品，准妈妈可以获得精神上的感召和共鸣，更加真切地感觉到做妈妈的幸福与喜悦，比较适合准妈妈。

亲情绘本类：这些图书往往有着优美的画面、和谐动人的色彩和简短动人却又饱含爱意的故事，不但适合准妈妈给胎宝宝阅读，还可以在胎宝宝出生后充当早期教材，妈妈和宝宝一起阅读，重温实施阅读胎教时的这段美好时光。

育儿书籍类：这些书虽然不是用来胎教的，却应该在孕期、胎宝宝出生前阅读。胎宝宝出生后的事情总是非常多的，再加上分娩后的痛苦，哺乳时的辛劳，准妈妈没有多少时间用来读这类图书。提前阅读一些育儿书籍，掌握一些育儿方面的知识，不但可以做到未雨绸缪，还有助于准妈妈稳定心情，抵抗产前焦虑，以平静、豁达的心态迎接分娩。

● ❀ 贴心提示

不适合读给胎宝宝听的书：惊险故事、悬念迭出的长篇小说、哀婉动人的悲情小说等。

❀ 令胎宝宝更健康的"宫内体操"

 ● ❀ 孕育须知

生命在于运动，对胎宝宝来说更是如此。到了孕8月后，胎宝宝的身体发育日益健全，准妈妈在抚摸宝宝的时候已经能清晰地区别出胎宝宝的头、躯干、四肢，可以尝试着帮宝宝做"宫内体操"了。

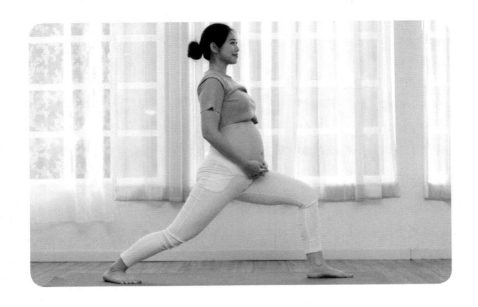

早在怀孕第7周，胎宝宝就在妈妈的子宫内开始了眯眼、吞咽、吮拇指、握拳等自发的"体育运动"。随着孕程的进展，胎宝宝的运动也越来越多，从抬手、蹬腿、转体到翻筋斗、游泳，花样翻新。正是在这样的运动中，胎宝宝的骨骼、肌肉、神经系统和器官才会得到锻炼。

为了使胎宝宝发育得更好、更健康，在胎宝宝自己的运动之外，准妈妈还应该再给胎宝宝一些运动刺激，使胎宝宝的身体更健壮，手脚更灵敏，智力、身体之间的发展更协调。

✳ "宫内体操"怎么进行

 孕育须知

起床后和睡觉前是进行"宫内体操"的好时机。"宫内体操"要求准妈妈的动作一定要轻柔，切忌粗暴。每次可进行5～10分钟，最好在固定的时间进行。

● ✿ 更多了解

● "宫内体操"做法

准妈妈应该排空小便，平卧在床上，膝关节向腹部弯曲，双脚平放于床上，全身放松，使腹部处于柔软、容易触摸的状态下。

然后，准妈妈用双手捧住腹部，先轻轻抚摸，再用一个手指轻轻压一下，马上放松，这时胎宝宝会做出一些反应：如果不高兴，胎宝宝会用力挣脱，或者蹬腿反对，准妈妈就应该停止；如果胎宝宝比较高兴，就会轻轻扭动身体，或出现明显的胎动，准妈妈就可以继续进行。

此时，准妈妈可以用手轻轻地推着胎宝宝的身体让胎宝宝在子宫内"散散步、做做操"，进行一下锻炼。

进行"宫内体操"时，准妈妈最好选择一个安静的环境，如果能放一些轻柔的音乐，将更有利于准妈妈专心致志地与胎宝宝进行交流，效果也会更好。

● ✿ 贴心提示

怀孕8个月后，准妈妈在用手抚摸肚皮时应注意按从下到上的顺序进行抚摸，以免胎宝宝随准妈妈的手势来回翻动，造成脐带绕颈，给胎宝宝的生命带来危险。

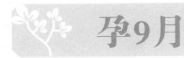
孕9月

胎宝宝在发育

胎宝宝的身体发育

孕育须知

在孕9月里胎宝宝的体重将达到2 800克，身体也将变得圆滚滚的，已经和出生时的样子很接近了。

更多了解

第33周：胎宝宝的体重已经达到2 200克，头臀长也达到了31厘米。胎宝宝的呼吸系统和消化系统已经接近成熟，身体也变得圆润了许多。由于已经接近预产期，大部分胎宝宝会在这一周里以头下臀上的姿势待在准妈妈的子宫里，但是头部还没有下降到准妈妈的骨盆中。

第34周：胎宝宝体重约有2 300克，头部已经下降到准妈妈的骨盆中了。由于大脑的飞速发育，这时的胎宝宝变得很喜欢睡觉，胎动也将越来越少了。

第35周：胎宝宝已经完成了绝大部分身体发育，外观也更像新生宝宝了。胎宝宝的肾脏在此时已经发育完全，肝脏也能够代谢一些废物了。

第36周：怀孕第36周对胎宝宝和准妈妈来说都是一个值得纪念的时间。过了这一周，胎宝宝就已经是个足月儿了（怀孕不足37周出生的宝宝被称为早产儿，怀孕37～42周出生的宝宝都可以被称作足月儿，过了42周出生的宝宝被称为过熟儿或过期产儿）。此时的胎宝宝体重已经达到2 800克，头臀长则为34厘米左右。

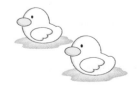

准妈妈的变化

 ## 准妈妈的身体变化

孕育须知

孕9月，准妈妈的身体会感到更加沉重，有些准妈妈还会产生胎宝宝要出生的感觉。

更多了解

准妈妈的身体变化。

❶ 有些准妈妈的手、脚、腿会在此时出现水肿，平时准妈妈一定要注意自己的饮水量。

❷ 胎儿的头部已经下降并进入骨盆中，准妈妈的呼吸变得顺畅了很多，食欲也增加了不少。有些准妈妈会感到腹部、膀胱有压迫感，这是胎宝宝头部下降的结果，是非常正常的。

❸ 准妈妈的子宫壁和腹壁已经变得很薄，当胎宝宝活动时，甚至可以看到胎宝宝的手、脚、肘部在腹部凸起的样子。

❹ 胎宝宝位置下降，准妈妈会感到腹部有些坠胀感，有的准妈妈还会因此经常感到有尿意，有的准妈妈则会产生胎宝宝随时要出来的感觉，其实这都是正常的，准妈妈不必担心。

补充营养

 ## 准妈妈如何补充维生素 K

孕育须知

维生素K是四种凝血蛋白在肝脏内合成必不可少的物质，也是人体正常凝血过程所必需的物质。

更多了解

如果准妈妈体内缺乏维生素K，不但会引起本身凝血障碍，容易使准妈妈在生产时发生大出血，还容易使胎宝宝流产率升高。所以，在预产前1个月，准妈妈就应该通过多吃富含维生素K的食物等方式对维生素K进行补充，以避免可能出现的危险。

准妈妈可以通过适当多吃含有叶绿基甲萘醌（维生素K_1）比较丰富的食物来补充维生素K_1，菠菜、花椰菜、白菜、莴苣、甘蓝、豌豆、香菜、螺旋藻、藕、奶酪、蛋黄、大豆油、鱼肝油、海藻、动物肝脏等食物都含丰富的维生素K_1。

贴心提示

甲萘醌（维生素K_3）、醋酸甲萘氢醌（维生素K_4）一般采用口服和注射的方式，但存在过量和中毒问题。如果没有特殊情况，准妈妈最好不要采取这两种方式补充。

✸ 适当补充些维生素 B_1

孕育须知

维生素B_1可参与人体内的糖代谢，维持人正常的消化功能，还可以促进肠胃蠕动，增进食欲。

更多了解

如果准妈妈在孕期（特别是怀孕第9个月）缺乏维生素B_1，就容易出现呕吐、倦怠、乏力等不适，还会影响分娩时的子宫收缩，使产程延长，造成准妈妈分娩困难。

怀孕的准妈妈每天需要摄入1.5～1.6毫克维生素B_1，可以通过多吃蔬菜、全麦、燕麦、花生、猪肉、麦麸、牛奶等富含维生素B_1的食物来补充。

贴心提示

由于维生素B_1只能在人体内存在3～6小时，多余的部分会完全被排出体外，因此准妈妈每天都应该进行补充。

✸ 豆类与豆制品让胎宝宝健康成长

孕育须知

豆类包括许多种，根据其营养成分及含量大致可分为两类：一类是大豆（黄豆）、黑豆及青豆，另一类包括豌豆、蚕豆、绿豆、豇豆、芸豆等。

更多了解

孕期准妈妈多食用豆类及豆制品，可以补充蛋白质、脂类、钙及B族维生素等，有助于胎宝宝的发育，尤其是胎宝宝脑及神经系统的发育。脑及神经系统的发育依赖于大量的多不饱和脂肪酸及磷脂，准妈妈孕期多吃豆类和豆制品可保证胎宝宝健康成长。

贴心提示

在食用豆制品时，注意要吃煮熟的，以免豆类中生吃具有毒性的物质对人体造成不良影响。

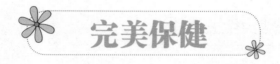

完美保健

❋ 有助于避免会阴侧切的锻炼

孕育须知

会阴是阴道与肛门之间的软组织。为避免准妈妈的会阴在分娩过程中被撕裂，当胎宝宝的头快露出阴道口时，医生通常会用剪刀在会阴处剪一刀，使阴道口变宽，促进胎宝宝娩出，这就是人们常说的会阴侧切。

更多了解

为了降低会阴侧切的概率，准妈妈应做到以下几点。

❶怀孕期间控制饮食，避免生产时胎儿过大，造成难产。

❷怀孕期间注意营养均衡，不要吃太多的高能量食物，适当进行锻炼，多到户外进行散步等适当活动，养成运动的好习惯，不但可以使产程较为顺利，也可以减少会阴侧切的概率。

❸如在孕晚期，要注意外阴的清洁，避免发生阴道的炎症。

❹做瑜伽球锻炼，每日做5～10分钟瑜伽球的练习，有助于会阴组织弹性的锻炼。

❺可以在孕晚期，进行适当的会阴的温热敷。

贴心提示

由于会阴的肌肤比较敏感，过度用力会出现淤伤和刺痛，按压会阴时手法一定要轻。同时，准妈妈还应注意不要用力按压尿道，以免导致感染和发炎。

怎样避免尿失禁

孕育须知

到了孕晚期，增大的子宫及下降的胎头压迫准妈妈的膀胱，很容易使准妈妈出现尿失禁。

更多了解

准妈妈可以采取一些措施，避免尿失禁。

① 尽量减少腹部压力。到了孕晚期，准妈妈最好不要弯腰捡东西，也不要抱小孩或提重物。如果出现慢性咳嗽或过敏，应该尽早治疗。此外，准妈妈还可使用托腹带来减轻下腹部负担。

② 不要憋尿。憋尿不但容易加重尿失禁的症状，还可能引起泌尿系统感染。所以，即使尿频令自己感到烦恼，准妈妈也千万不能憋尿。

③ 进行骨盆放松练习。有时间的时候进行一下骨盆放松练习，也有助于预防尿失禁。具体练习方法是：像要进行爬行似的跪在床上，背部伸直，臀部肌肉收缩，将骨盆推向腹部；弓起背坚持几秒，然后放松，准备做下一组动作。骨盆放松练习有引起早产的风险，准妈妈练习前最好先征求医生的意见，并在医生指导下进行。

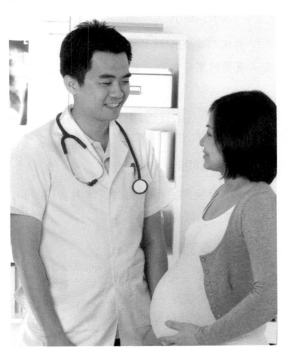

贴心提示

如果准妈妈的尿失禁症状特别严重，有可能不是单纯的压力性尿失禁，而是由其他原因引起的病理性尿失禁，需要到医院仔细检查确诊后，及时进行治疗。

子痫发作的预兆和症状

孕育须知

怀孕后期、临产时或产后，患先兆子痫的准妈妈突然出现眩晕、头痛、眼睛上翻、牙关紧闭、四肢抽搐，甚至昏迷不醒的症状，就是患上了"子痫"。

更多了解

子痫是产科危急重症，发作严重时很容易引起肾功能衰竭、心力衰竭、肺水肿、颅内出血、胎盘早剥等紧急状况，迫使准妈妈提前分娩，甚至危及准妈妈与胎宝宝的生命。

子痫发作前通常会出现一些预兆性症状，这种预兆出现、子痫将发未发的状态又被称为"先兆子痫"。患先兆子痫的准妈妈通常有水肿、高血压、蛋白尿等妊娠高血压症状，此外，还会出现剧烈头痛、头晕、呕吐、右上腹痛、胸闷、视物模糊、眼冒金花、易激动等突发症状。如果先兆子痫得不到及时处理，准妈妈很快就会出现抽搐、口吐白沫、昏迷（昏迷后常有鼾声）等子痫症状。少数患者在抽搐一段时间后可以很快清醒，也可能清醒片刻后再次发生抽搐。

子痫和先兆子痫都是妊娠高血压的重症表现，孕期患有妊娠高血压的准妈妈应当特别留意，尽量避免子痫和先兆子痫的发生。

贴心提示

美国耶鲁大学研究发现，孕妇食用巧克力的比例和先兆子痫发生率有关。每天吃一些高质量的黑巧克力，对准妈妈预防先兆子痫有很大好处。

孕晚期出现妊娠瘙痒症怎么办

孕育须知

到了孕晚期，由于准妈妈体内淤积的胆汁刺激神经末梢，很多准妈妈会出现皮肤瘙痒，又被称为妊娠瘙痒症。

更多了解

为避免胎宝宝畸形和药物性皮炎的发生，准妈妈出现妊娠瘙痒症后不要擅自用药。除了在医生的指导下服用相关药品，准妈妈还可以通过以下方法缓解症状。

❶ 做好皮肤保养工作。干性肤质的准妈妈可以通过涂抹乳液滋润肌肤，油性肤质的

准妈妈则应注意避免过度清洁肌肤（不要洗澡过勤，也不要用力搓洗皮肤，洗完澡后可以涂抹一些乳液滋润皮肤）。

② 不要用过热的水洗脸、洗澡，也不要用碱性香皂、沐浴液洗脸、洗澡。

③ 少吃辣椒、韭菜、大蒜等刺激性食物。

④ 尽量少搔抓。

⑤ 尽量减轻精神负担，避免烦躁和焦虑。

⑥ 勤换内衣、内裤。

⑦ 用38～39摄氏度的热水淋浴，并按摩身体10分钟左右。

⑧ 用芦荟汁涂抹瘙痒的地方。

 贴心提示

为了及时发现胎宝宝在妊娠瘙痒症影响下可能出现的宫内缺氧，准妈妈在瘙痒一出现时就应该自己在家数胎动，及早掌握胎宝宝的变化。如果每12小时的胎动少于20次，或减到平时的一半以下，就说明胎宝宝缺氧，准妈妈应立即去医院就诊。

✳ 我国关于产假有什么规定

孕育须知

随着预产期的一天天临近，准妈妈也应该为休产假做准备了。根据我国劳动法规定，女职工生育享有不少于98天的产假。

更多了解

《中华人民共和国劳动法》规定，女职工生育享受不少于98天的产假。

产前假15天指预产期前15天的休假。如果准妈妈提前生产，可将不足的天数和产后假合并使用；如果准妈妈推迟生产，可将超出的天数按病假处理（只要有医院证明就可以向单位请病假，但不能享受产假待遇）。如果准妈妈难产，可以再加15天产假。如果准妈妈生育的是多胞胎，每多生育一个宝宝，就可以增加产假15天。

贴心提示

准妈妈在产假期间可以享受不被解雇、不被降低待遇、报销生育保险的权利。

准妈妈开始休产假的最佳时间

孕育须知

什么时候休产假取决于准妈妈的身体状况、工作性质和自身意愿。

更多了解

准妈妈休产假的时间可根据以下情况来定。

❶ 准妈妈若从事运动量很大的工作，最好提前一个月开始休产假，以免发生意外。

❷ 准妈妈的工作若需要长期站立或行走（如饭店服务人员、销售人员等每天至少有4小时站立或行走的职务），最好在预产期前2周半开始休假，回家待产。

❸ 准妈妈的工作若需要长期面对电脑，或经常处在工厂的操作间、暗室等阴暗、嘈杂的环境中，应尽早在怀孕期间调动工作，或选择提前休假，在家待产。

❹ 如果准妈妈的工作危险性比较小，工作环境相对安静、清洁，准妈妈身体状况良好，同时又愿意继续上班，完全可以在预产期前一两周回到家中待产。

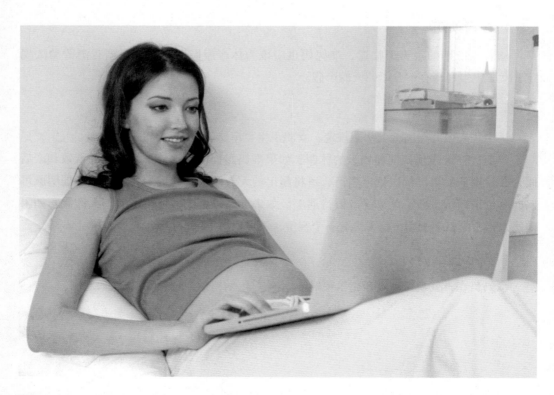

成功胎教

什么是情绪胎教

孕育须知

情绪胎教其实就是幸福感的维持和传达。要做到这一点，准妈妈应该尽量消除由各种意外和不顺给自己带来的坏心情，尽量保持自己的好心情、好心态，以最好的心理状态度过孕期，促进胎宝宝的健康成长。

更多了解

无数实例证明，准妈妈的情绪对胎宝宝的生长发育有十分重大的影响，如果准妈妈在孕期能一直保持美好的心境、愉快的情绪，胎宝宝也会感受到准妈妈的这种幸福，从而发育得更健康。如果准妈妈在怀孕期间情绪波动过多、过大，经常出现忧郁、焦虑、烦躁，胎宝宝就会受到影响，出现大脑发育受阻、畸形等问题，出生后出现消化系统疾病和性格问题的概率也大大高于其他宝宝。

贴心提示

为了胎宝宝能发育得更健康，准妈妈一定要注意维持自己的好心情，并将这种好心情传递给胎宝宝。

准妈妈怎么调整自己的情绪

孕育须知

准妈妈可以通过多看、多听积极、高尚、乐观的事，多参与一些既安全又有趣的娱乐活动，来改善自己的心情，最大限度地将好的情绪传递给胎宝宝。

更多了解

遇到不顺心的时候，准妈妈可以采用这些方法来改善自己的心情。

❶ 告诫法。遇到令自己很愤怒的事情时，准妈妈应该立即告诫自己："不要生气，生气解决不了问题，只会使肚子里的胎宝宝受害，绝对有弊无益！"经过这样的缓冲，

准妈妈的火气也许就会变小，愤怒的情绪也会慢慢平息，自然也就避免了对胎宝宝可能产生的更重的伤害。

❷ 转移法。如果准妈妈因为身体不适感到悲伤、忧郁，不妨通过做一些自己喜欢的事情，如听音乐、画画、读书、郊游等，将情绪引向平静、温馨、舒畅等积极的方面，使自己变得愉快起来。

❸ 释放法。如果准妈妈觉得十分烦躁，或对以后的生活感到焦虑，则可以通过向朋友倾诉、写日记、到论坛发帖、对准爸爸撒娇等方式进行发泄。甚至可以痛痛快快地哭一场，因为哭也是一种释放心理压力的好办法。

贴心提示

准爸爸的情绪常常影响准妈妈。所以，在准妈妈对胎宝宝进行情绪胎教期间，准爸爸也不应该缺席，而应该多体贴准妈妈，多开导、安慰准妈妈，帮准妈妈保持良好心情。

给胎宝宝以美的熏陶

孕育须知

在胎教的过程中，注意选择充满美感的内容作为素材，并通过准妈妈与胎宝宝的交流将美的意识传达给胎宝宝，可以使胎宝宝在出生后更加聪慧、活泼、可爱，与爸爸妈妈之间的感情也会更加亲密。

更多了解

美有很多种实现形式，音乐就是其中的一种。

在实施胎教时，准妈妈通过听各种优美动听的音乐，可以使自己达到平静、和谐、心旷神怡的最佳状态，同时使胎宝宝感受到这种情绪，并由此意识到世界上存在着许多和谐和美好，从而受到美的滋养。

自然之美是美的最高境界，也是最有利于准妈妈和胎宝宝的美育胎教。

如果条件允许，准妈妈可以多到户外活动，多欣赏一下大自然中千姿百态的美丽景色。不管是湛蓝的天空还是葱茏的绿树，不管是绚烂的晚霞还是飘浮的云朵，还有峡谷、溪流、高山、大海……任何形式的美景都会给准妈妈带来美的享受和精神的愉悦，进而给胎宝宝以美的熏陶。

孕10月

胎宝宝在发育

胎宝宝的身体发育

孕育须知

孕10月是孕期的最后一个月，也是准妈妈孕期所有苦难的终点以及幸福的起点。到了这一月，胎宝宝离开准妈妈的身体也能独自存活了。

更多了解

第37周：胎宝宝已经长胖了很多，体重达到3 000克，体内的脂肪比例达到8%（到出生时将达到15%）。大部分的胎宝宝头部在此时已经完全入盆。

第38周：胎宝宝体重达到3 200克，头臀长约为35厘米，已经完全可以在妈妈体外生存了。现在胎宝宝已经具备了几十种原始反射，身上覆盖的绒毛和大部分胎脂将逐渐脱落，皮肤开始变得光滑。

第39周：到了这一周，胎宝宝身体的各个器官都已经发育成熟，体重为3 300～3 400克，头臀长大约为36厘米。由于胎头已经固定在骨盆中，胎宝宝的胎动将变得越来越少。

第40周：到了这一周，胎宝宝终于要离开妈妈的子宫，来到这个世界了！也有的宝宝在这一周里还不想出来，这也不必担心。因为，医学上计算出来的预产期并不是百分百的准确，即使是在预产期后2周内出生，仍然是很正常的。

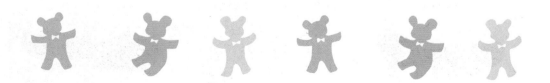

准妈妈的变化

准妈妈的身体变化

孕育须知

在孕10月里，令准妈妈们觉得无比激动的事——分娩，就要到来了。这不但预示着孕期的结束，也昭示着准妈妈将成功地升级为妈妈，完成自己人生中角色的一大重要转变。

更多了解

准妈妈的身体变化。

第37周：准妈妈的体重将比孕前增加11.5～15千克，行动也更加困难了。上个月出现的下腹部坠胀的感觉在这一周依然存在，宫缩也会越来越频繁地出现。

第38周：准妈妈的体重可能停止增加，甚至还会减轻一些。这是胎宝宝生长速度变慢造成的。由于胎宝宝的头部进入骨盆，准妈妈膀胱受到挤压，可能会出现尿频。

第39周：准妈妈的体重、宫高已经基本稳定，但尿频、便频的症状可能加剧。随着预产期的临近，准妈妈的宫缩会变得更加明显。由于子宫和阴道变得更加柔软，阴道分泌物也会增多。

第40周：怀孕的最后一周，一般情况下，胎宝宝会出生。此时准妈妈应该密切关注自己的身体变化，一旦出现"宫缩""见红""破水"等情况，要迅速赶往医院分娩。

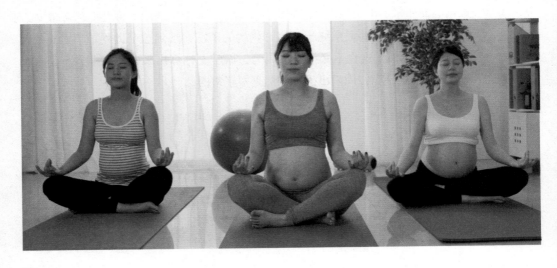

补充营养

 ## 准妈妈怎么补充不饱和脂肪酸

孕育须知

不饱和脂肪酸对胎宝宝健康成长和大脑发育有很大促进作用，亚油酸、亚麻酸、DHA、AA、二十碳五烯酸（EPA）都属于不饱和脂肪酸。

更多了解

不饱和脂肪酸是构成脑细胞的主要成分，并具有提高脑细胞的活性、促进大脑发育的作用。孕期的最后3个月是胎宝宝大脑飞速发育的时期，如果这时准妈妈体内缺乏不饱和脂肪酸，就会影响胎宝宝的大脑发育。

豆油、玉米油、花生油、芝麻油、橄榄油等植物油，深海鱼、干果、禽类等食物中的不饱和脂肪酸含量丰富，准妈妈可以适量多吃。

贴心提示

不饱和脂肪酸的摄入量和准妈妈每天的能量需求有一定关系。准妈妈每天的脂肪摄入量应占总能量的20%～30%，注意不要摄入过多，否则会引发肥胖、妊娠高血压等疾病，给准妈妈带来额外的痛苦和危险。

 ## 孕10月准妈妈应重点补充的营养素

孕育须知

为避免产程延长，分娩困难，怀孕最后一个月里，准妈妈必须补充各类维生素和足够的铁、钙，尤其以维生素B_1最为重要。

更多了解

如果维生素B_1不足，易引起准妈妈呕吐、倦怠、体乏，还可影响分娩时子宫收缩，使产程延长，分娩困难。

中国营养学会推荐准妈妈每日维生素B_1摄取量为1.5毫克，准妈妈在饮食中注意补充即可满足需求。含维生素B₁丰富的食物有豆类、坚果、动物内脏及瘦猪肉和蛋类等，食用大米、面粉时选择标准米、面也可以满足需求。

✱ 准妈妈不要光吃精米、精面

 孕育须知

精米、精面加工过细，营养损失较多。准妈妈应多吃粗粮，或者至少粗细搭配，这样才能营养全面，少患疾病，有利于准妈妈与胎宝宝健康。

更多了解

营养学家主张，人们要多吃糙米、粗面。从营养成分上分析，白米和糙米比较，前者脂肪含量是后者的1/3，钙含量是后者的1/2，其他矿物质含量是后者的1/6，维生素B₁、维生素B₂含量是后者的1/2，烟酸含量是后者的1/5，可见两者的营养价值相差悬殊。面粉也一样，标准粉更有利于准妈妈身体健康和胎宝宝的脑发育；富强粉中的各种矿物质和维生素含量较低，不属于营养素全面的食品，因而准妈妈不宜经常食用富强粉。

✱ 完美保健

✱ 特殊产检：B超检查

 孕育须知

通过B超检查可以诊断胎位、双胎或多胎、羊水过多或过少、胎宝宝畸形、胎盘定位等。

更多了解

在怀孕的前半期，利用B超检查可以诊断妊娠、死胎、葡萄胎、异位妊娠、妊娠合并肿瘤、子宫畸形等，也可以诊断脑积水、无脑儿等胎宝宝畸形，这些诊断均应在膀胱充盈时进行。

怀孕后半期，利用B超检查可以诊断胎位、双胎或多胎、羊水过多或过少、胎宝宝畸形、胎盘定位，明确孕晚期出血的原因，测量胎宝宝头径线，监测胎宝宝宫内情况，预测胎宝宝成熟度——通过胎盘分级、羊水量多少、胎宝宝双顶径等来判断胎宝宝成熟度和预测胎龄。

有特殊情况的准妈妈要提前入院

孕育须知

曾有过难产、急产、剖宫产等的准妈妈，即使没有临产征兆，也要提前入院。

更多了解

有些准妈妈虽然没有临产征兆，也要提前入院。

这些情况包括：妊娠合并其他疾病（如心脏病、糖尿病、肾脏病等），骨盆狭窄，胎位不正，曾有过难产、急产、剖宫产，有过新生儿溶血病病史，做过子宫手术（如畸形矫正、肌瘤切除、宫颈缝合等），多胎妊娠，年龄超过35岁以及有其他异常情况的准妈妈。

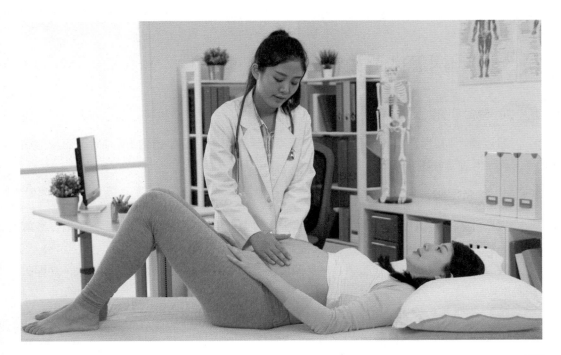

产前做些什么避免难产

孕育须知

准妈妈发生难产的原因很多，但不外产力、产道、胎宝宝等原因。

更多了解

准妈妈了解一些预防难产的知识，对保证自然分娩有一定的作用。

❶ 做好分娩前的心理准备。了解有关分娩的知识，进行必要的辅助分娩动作的练习，做好心理准备，要对自己自然分娩有信心。要知道，拥有良好的情绪、态度是保证自然分娩的重要举措之一。

❷ 较密集地做产前检查。产前2周的检查准妈妈千万别错过，这对预防难产是非常必要的。这样可以早期发现问题，及早纠正和治疗，并能及早确定分娩方式，避免难产的发生，使准妈妈顺利地度过孕期，顺利分娩。

❸ 分娩前养足体力。准妈妈注意在分娩前保持正常的生活和睡眠，吃些营养丰富、容易消化的食物，为分娩准备充足的体力。

贴心提示

自然分娩和难产在一定条件下也可以互相转化，如果自然分娩处理不当，也可能变成难产，反之，难产处理及时，也可以变成自然分娩。

准妈妈怎么避免过期妊娠

孕育须知

超过预产期2周，或者孕期大于或等于294天（不包括受孕前的2周时间）而未能临产，就称为过期妊娠。

更多了解

过期妊娠有可能导致准妈妈难产、胎宝宝智力低下或神经系统后遗症。所以，准妈妈一定要从孕后期开始，密切关注胎宝宝的健康，避免过期妊娠的发生。

❶ 从孕28周开始自己数胎动，一旦胎动明显减少，如12小时胎动少于20次，立即去医院就诊。

❷ 预产期前后，通过做B超检查，了解胎盘的钙化程度，胎盘钙化3级以上为胎盘

老化，提示胎盘输送氧气及营养物质的能力降低，胎宝宝随时可能发生危险，要引起注意。

 贴心提示

如果胎宝宝胎盘情况尚好，胎宝宝已经成熟，可于41周后进行引产，特别是对于高龄准妈妈、患有妊娠高血压的准妈妈以及胎宝宝过大的准妈妈，应视情况采取引产。

✳ 胎宝宝脐带绕颈危害大吗

孕育须知

脐带绕颈的发生率比较高，如脐带绕颈松弛，准妈妈可不必担心，但如果脐带绕颈过紧就会对胎宝宝造成伤害。

更多了解

脐带绕颈松弛，不影响脐带血循环，不会危及胎宝宝，不必过于担心。

但如果脐带绕颈过紧可使脐血管受压，致脐带血循环受阻或胎宝宝颈静脉受压，使胎宝宝脑组织缺血、缺氧，造成宫内窘迫甚至死胎、死产或新生儿窒息。

要照顾好脐带绕颈的胎宝宝，给准妈妈以下建议。

❶ 坚持数胎动，胎动过多或过少时，应及时去医院检查。

❷ 坚持做好产前检查，及时发现并处理胎宝宝可能出现的危险状况。

❸ 通过胎心监测和B超检查等方法，判断脐带的情况。

❹ 要注意减少震动，保持左侧位睡姿。

贴心提示

脐带绕颈与脐带长度及胎动有关，如胎宝宝较多的自动回转或外倒转术，都可能导致脐带绕颈。

✳ 怎样判断异常宫缩

 孕育须知

一般情况下，到预产期只有伴有疼痛的宫缩，才是分娩的先兆。具体表现为：开始宫缩时，引起准妈妈轻微的疼痛，疼痛感一会儿就过去了，然后宫缩像浪潮一样涌来，阵阵疼痛向下腹扩散，或有腰酸伴随排便感，这种宫缩是为胎宝宝出生做准备。

更多了解

常见的三种异常宫缩。

❶ 频繁宫缩。一般计算宫缩时，如果每小时宫缩次数在10次左右就属于比较频繁的，应及时去医院，在医生指导下服用一些抑制宫缩的药物，以预防早产的发生。

❷ 假性阵痛。到了怀孕末期，宫缩变得频繁，甚至10～20分钟就收缩一次，部分还呈现规律性，有时伴有阵痛，令准妈妈感到很不舒服。这时候的宫缩，很难与进入待产的真正阵痛区分，必须到医院检查与进一步观察。

❸ 早产宫缩。当准妈妈发生早产时，子宫收缩压力增加，准妈妈不但下腹部酸痛，还会痛到腹股沟甚至有持续性下背酸痛，严重的还会伴随阴道分泌物增加及阴道出血。而当有异常的分泌物增加或阴道出血情况时，就要尽快就诊，预防早产。

如何防止异常宫缩

孕育须知

孕晚期，准妈妈有可能因为提重物、腹部着凉等的影响而出现异常宫缩，异常宫缩会对分娩造成影响，准妈妈要尽量避免。

更多了解

防止异常宫缩要注意以下几点。

❶ 避免外力撞击腹部。准妈妈跌倒或腹部不慎受到撞击时，不但会压迫到子宫内的胎宝宝，也会因疼痛、惊吓导致子宫内血液供给变少，引起异常宫缩。

❷ 不要提重物。在孕晚期，提重物或搬运物品时，会引起腰及下腹部用力，进而引起腹部的压迫及子宫的充血，引起异常宫缩。

❸ 避免过于疲劳。身体长期处于摇晃状态、从事激烈的运动，常会不自觉出现宫缩。疲倦时躺下休息，保持安静，对防止异常宫缩会很有效。

❹ 放松心情。准妈妈长期处于过度紧张与疲劳的环境下也较容易出现频密的异常宫缩。

❺ 防止着凉。下肢和腰部过于寒冷，也容易引起异常宫缩。穿上袜子，盖上毯子，防止着凉对防止异常宫缩也很重要。

❋ 自然分娩会让胯部变宽吗

❀ 孕育须知

产后胯部变宽跟分娩方式没关系，也跟遗传没关系，这是一种人体的正常现象。

❀ 更多了解

在怀孕期间，人体会分泌一种松弛素，松弛素会使骨盆的一些关节相对来讲要松弛一些，这样是为了适应分娩过程。这个过程无论是剖宫产还是自然分娩都会发生的，跟分娩方式没关系，在怀孕期间就会出现这些细微的变化。所以，不管采取什么方式分娩，准妈妈的体型都会发生一些变化。

其实，在整个怀孕期间，孕激素会促进脂肪向躯体部分集中，这也是为了保护胎宝宝。因此长达10个月的孕期，皮下脂肪必然会有一定的蓄积，产后如果不及时地锻炼，准妈妈就会存在着体型的改变。反之，只要准妈妈产后积极地锻炼，那么就可以重拾产前的风姿。

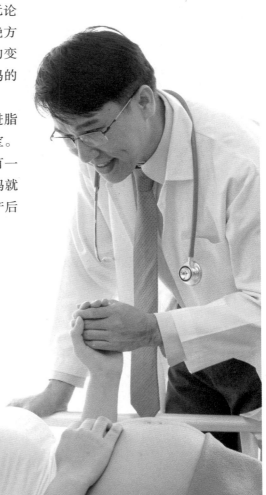

✳ 提前准备好待产包

孕育须知

进入第10个月，准妈妈就要分娩了。为了预防随时可能出现的分娩，从怀孕第37周起，准爸妈就应该开始购置住院分娩所需的各种物品，把它们装到一个待产包里，以备不时之需。

贴心提示

准爸妈在准备待产包时，可以先打听一下医院都提供哪些物品，以免重复购买。

✳ 待产包里要准备的新生宝宝用品

孕育须知

准妈妈应该为新生宝宝准备衣服、卫生护理用品及哺乳用品。

更多了解

新生宝宝所需要的物品如下。

❶衣物。帽子1顶，衣服2件，浴巾2条，包被1条。

❷清洁用品。婴儿护臀膏1支，婴儿专用洗发露、沐浴露各1瓶，婴儿润肤露1瓶（浴后和抚触使用），婴儿毛巾4条。

❸纸制品。婴儿柔湿巾至少2包（便后清洁用），纸尿裤（出生婴儿装）至少2包。

❹奶粉。准妈妈越早产奶，宝宝吃奶粉的机会越少，但还是要给宝宝备一些成分与初乳类似的配方奶粉。

✳ 待产包里要准备的准妈妈用品

孕育须知

准妈妈应该为自己准备好衣物、卫生护理用品以及餐具、零食。

更多了解

准妈妈所需要的物品如下。

❶衣服。一次性内裤1包（产后恶露比较多，最好不穿原来的内裤，改穿比较方便的

一次性内裤），睡衣2件（最好选带哺乳功能的前开口睡衣），靠垫（坐着喂奶用），厚袜子2双，带跟布鞋1双，出院时穿的衣服一套。

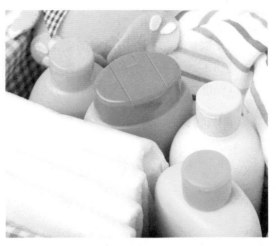

② 卫生护理用品。塑料盆1个（剖宫产用得上，家人能帮忙擦洗），毛巾2条，梳子、镜子、牙具、洗浴用品、护肤品等个人卫生用品一套，卫生纸2卷，超长卫生巾4包（医院也可能提供），产褥垫1包（医院也可能提供），一次性马桶垫1~2个。

③ 哺乳用品。吸奶器1个（帮助开奶），一次性防溢乳垫1盒（防止哺乳时弄脏衣服），乳头保护霜1支（用不用皆可，如果能忍住疼最好不用）。

④ 餐具及零食。饭盒、筷子、勺等餐具1套，水杯1~2个，可弯曲吸管若干，红糖1包，简单的零食（如饼干、巧克力之类，饿了可补充能量）若干。

⑤ 其他生活用品。产后束腹带1条，手机及充电器，小记事本、笔（记录一些事情），照相机或摄像机（给宝宝拍照片或录像，以资纪念）。

❀ 贴心提示

此外，准妈妈还要带上身份证、户口簿（如果有献血证要带好，以防万一）、就诊卡、住院单、医保卡、围产手册或病历、各项化验单、特殊检查报告单等资料。

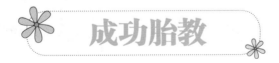

✳ 成功胎教

✳ 借助胎教消除对分娩的恐惧

 孕育须知

准妈妈即将临产，对分娩的恐惧也会刺激胎宝宝，准妈妈借助胎教可以消除对分娩的恐惧。

更多了解

这个时期，准妈妈可以对胎宝宝说"我的宝宝，妈妈好盼望这一天。你一定很想和妈妈见面了，是吗""爸爸妈妈为了迎接你的到来，已经等了10个月"等。充满爱的语言可以促进准爸妈与胎宝宝之间情感的建立和心灵的沟通。

贴心提示

怀孕第10月的时候，准妈妈子宫越来越大，随时都可能临盆，所以进行胎教时，不要长时间躺着，以免增大的子宫压迫下腔静脉，导致胎宝宝缺氧。准妈妈最好半卧在沙发或躺椅上。

偏冷的色彩会让准妈妈保持安宁的心境

孕育须知

心情舒畅还是沉闷，与色彩的视感有着直接的关系。不舒服的色彩如同噪声一样，使人感到烦躁不安，而协调悦目的色彩则是一种美的享受。一般说来，偏冷的色彩会让准妈妈保持安宁的心境。

更多了解

孕期的准妈妈因体内激素的变化，往往性情急躁，情绪波动较大。因此，有意识地多接触一些偏冷的色彩，如绿色、蓝色、白色等，有利于情绪稳定，保持淡泊宁静的心境，使腹内的胎宝宝安然平和地健康成长。建议准妈妈少接触红、黑等色彩，以免产生烦躁、恐惧等不良心理，影响胎宝宝的生长发育。

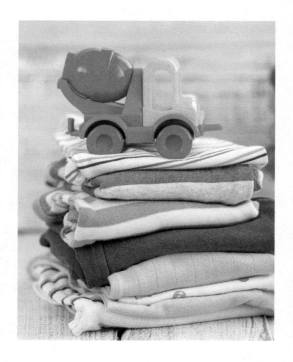

贴心提示

准妈妈在布置居室、选购日常生活用品时，可有意识地选择让自己感觉舒适的颜色。

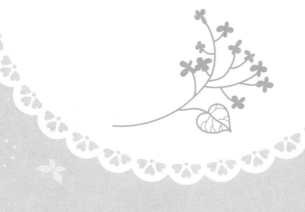

>>>

分娩篇

分娩前

建立分娩信心，调整产前焦虑

 孕育须知

有些准妈妈会害怕自己在分娩时疼痛难忍、宝宝畸形、难以忍受分娩后的不适等，对分娩产生强烈的焦虑心理，如果不及时调整，将会对准妈妈和胎宝宝产生危害。

更多了解

产前焦虑对准妈妈和胎宝宝的影响如下。

❶ 严重焦虑会使准妈妈出现恶心、呕吐，甚至引起提前分娩。

❷ 过度焦虑会影响准妈妈的分娩，使准妈妈进行剖宫产或阴道助产的概率比一般准妈妈高。

❸ 焦虑情绪容易导致准妈妈肾上腺素分泌增加，使准妈妈出现代谢性酸中毒，导致胎宝宝宫内缺氧。

❹ 焦虑容易使准妈妈出现自主神经紊乱，导致产时宫缩无力，造成难产。

❺ 焦虑还会使准妈妈心情烦躁，食欲下降，体力得不到充分补充，生产时出现滞产。

❻ 过度焦虑的准妈妈分娩时产程一般比较长，容易造成新生儿窒息。

其实，准妈妈大可不必过度担忧。只要没有特殊疾病，每个准妈妈都具备顺利娩出胎宝宝的能力。准妈妈应该信任自己，相信自己的身体足以担负自然分娩的任务，不要被没有理由的担忧蒙蔽了双眼，给自己的孕期生活制造许多不必要的阴霾。

准爸爸也要做好"产前准备"

 孕育须知

准妈妈入院分娩，准爸爸如果能先做好准备，准妈妈出现临产预兆时，准爸爸就不至于惊慌失措，从而使准妈妈入院分娩的过程进行得更顺利。

准爸爸需要做以下"产前准备"。

❶ 做好充分的心理准备。并不是所有准爸爸都有进产房的勇气。实际上，很多准爸爸在准妈妈分娩时，会吓得浑身发抖、汗珠直冒，甚至不敢睁开眼睛，反过来加重准妈妈的焦虑感，影响顺利分娩。所以，准爸爸如果打算进产房，在产前应该多学习有关分娩的知识，并做好充分的心理准备，在关键时刻勇敢地迎上去，给准妈妈以安慰。如果准爸爸实在没有勇气陪产，最好不要硬撑，以免给准妈妈造成不良影响。

❷ 做一个紧急电话、地址一览表。为避免提前分娩造成的惊慌失措，准爸爸可以把医院等相关单位的电话号码和地址做成一个表格保存起来，以便准妈妈出现临产征兆、准爸爸却不在家时，可以得到及时救助，尽快到医院待产。

✳ 什么是自然分娩

孕育须知

自然分娩指准妈妈在有安全保障的前提下，不经过人工干预从阴道娩出胎宝宝的分娩方式。

更多了解

准妈妈的垂体会分泌一种名为"催产素"的激素，不但可以在自然分娩中促进产程的进展，还可以促进产后乳汁分泌，甚至增进新生宝宝和妈妈之间的感情。

经过自然分娩出生的宝宝，因为胸部受过妈妈子宫有规律收缩的挤压，肺部会产生一种名为"肺泡表面活性物质"的磷脂，使肺泡弹力足，容易扩张，很快就可以建立自主呼吸。

此外，自然分娩还会使胎宝宝从母体中获得一种名为IgG的免疫球蛋白，帮胎宝宝增强抵抗力，出生后的抗病能力提高。

不过，自然分娩极考验准妈妈的耐力和意志力，甚至还出现过准妈妈因为精力耗尽而无法坚持，最终不得不剖宫产的情况。而且，这种方式无法及时排除胎宝宝在子宫内遇到的脐带缠绕等危险。如果护理不当，自然分娩还会使准妈妈出现阴道裂伤或感染。

自然分娩的过程是什么样的

孕育须知

自然分娩分为宫颈扩张期、胎宝宝娩出期、胎盘娩出期三个阶段，在医学上被称为第一产程、第二产程、第三产程。

更多了解

第一产程：宫颈扩张期。第一产程是指准妈妈的子宫口开始扩张，直到宫口开全的分娩阶段。在第一产程中，准妈妈的子宫颈先是变软，然后开始慢慢张开。在此过程中，准妈妈的子宫会不断收缩，使子宫内的压力增加，宫颈不断扩大，最后扩大到子宫颈开口10厘米。

第二产程：胎宝宝娩出期。第二产程是指从子宫颈口开全到胎宝宝娩出的分娩阶段。在这个产期中，胎宝宝开始露出体外。

第三产程：胎盘娩出期。第三产程指胎宝宝娩出到胎盘娩出的5～15分钟的阶段（不应超过30分钟），又称胎盘娩出期。

贴心提示

准妈妈在分娩时应该在医生的指导下科学用力，促使胎宝宝自然娩出。

自然分娩最重要的三要素是什么

孕育须知

自然分娩最重要的三要素是产道、娩出力、胎宝宝回旋。

更多了解

第一要素：产道。产道是胎宝宝娩出的通道，分娩开始时，阴道由于胎宝宝头部挤压的力量以及子宫收缩而变宽。产道分为骨产道和软产道。产道打开的难易程度、伸展性的好坏因人而异。

第二要素：娩出力。随着阵痛，胎宝宝来到子宫口附近，子宫口完全张开后，产妇会自然而然地用力，在阵痛收缩和人为用力的作用下，产生两种娩出力，使胎宝宝顺利娩出体外。

第三要素：胎宝宝回旋。分娩过程中胎宝宝为了通过狭窄、弯曲的产道，一直转动身体，变换姿势，向下滑行。

✳ 什么是剖宫产

◉✿ 孕育须知

剖宫产就是医生通过手术剖开准妈妈的腹壁及子宫，取出胎宝宝的分娩方法。

◉✿ 更多了解

剖宫产的优势是准妈妈不必经历分娩时的阵痛、产道不会出现裂伤、不必担心难产；缺点则是可能出现大出血或麻醉风险，比较容易产生血栓，或出现术后伤口感染、化脓等不良并发症。

不过，剖宫产是一种辅助生产方式，一般情况下，医生是不建议准妈妈进行剖宫产的。只有在准妈妈先天条件不足或遇到难产等无法顺产的情况下，医生才会建议准妈妈进行剖宫产。

✳ 自然分娩前吃什么能养足体力

◉✿ 孕育须知

准妈妈在分娩前可以吃一些易消化吸收、少渣、高能量的食物，如鸡蛋汤面、排骨汤面、牛奶、酸奶、巧克力等食物。

◉✿ 更多了解

分娩是件很耗体力的事情。如果无高危妊娠因素，准备自然分娩的话，建议准妈妈在分娩前准备些易消化吸收、少渣、可口味鲜的食物，如鸡蛋汤面、排骨汤面、牛奶、酸奶、巧克力等，吃饱、吃好，为分娩准备足够的能量。吃不好睡不好，紧张焦虑，容易导致疲劳，将可能导致准妈妈发生宫缩乏力、难产、产后出血等危险情况。

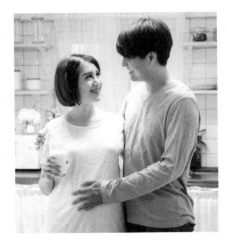

◉✿ 贴心提示

有些人认为"生宝宝时应多吃鸡蛋长劲"，于是便一顿猛吃十个八个的，甚至更多。这种做法是十分愚昧的，常常适得其反。多吃鸡蛋会加重胃肠道的负担，可能引起消化不良、腹胀、呕吐，甚至更为严重的后果。

剖宫产准妈妈要注意的饮食问题

孕育须知

剖宫产准妈妈术前不宜滥服高级滋补品，如高丽参、西洋参及鱿鱼等。

更多了解

准妈妈在接受剖宫产手术前，不宜滥用高级滋补品，如高丽参、西洋参及鱿鱼等。因为参类具有强心、兴奋作用，鱿鱼体内含有丰富的有机酸物质——EPA，会抑制血小板凝集，均不利于术后止血与创口愈合。

临产前有什么信号

孕育须知

如果准妈妈出现下腹坠胀、见红、破水等症状时，应及时去医院待产。

更多了解

准妈妈在临产时主要有以下几大信号。

❶ 下腹坠胀。由于胎宝宝先露部下降压迫盆腔膀胱、直肠等组织，准妈妈常感下腹坠胀、小便频、腰酸等。

❷ 见红。在分娩前24～48小时，阴道会流出一些混有血的黏液，即见红。这是由于子宫下段与子宫颈发生扩张，附近的胎膜与子宫壁发生分离，毛细血管破裂出血，与子宫颈里的黏液混合而形成带血的黏液性分泌物，为比较可靠的临产征象。

❸ 破水。临产后，宫缩频次加强，羊膜囊破了，阴道有清亮的淡黄色水流出，带点腥味，不能控制，这就是破水。如在临产前，准妈妈胎膜先破，羊水外流，则应立即平卧并送医院待产。

贴心提示

准妈妈如有剧烈腹痛，阴道出血量较多，超过月经量，不应认为是分娩先兆，而要想到有无孕晚期出血性疾病，如前置胎盘、胎盘早剥等，应赶快去医院。

✳ 临产准妈妈大便时应注意的问题

✿ 孕育须知

产程进展中，如果准妈妈宫缩时有大便感，应征得医生同意后，方可在有人陪同的情况下去解大便。

✿ 更多了解

如果在子宫口未开全时，准妈妈频频有排便感，要请医生检查，找出原因，是肛门检查刺激所致，还是胎位不正所致，无论哪种原因引起，在子宫口尚未开全时，都不要过早屏气，也不要下地蹲，以免引起宫颈水肿，影响宫颈的扩张和产程进展。

征得医生同意后，准妈妈可在有人陪同的情况下去解大便，但要注意蹲的时间不可过长，以免发生宫颈水肿。

如果子宫口已开全，此时，准妈妈千万不能自行解大便，以免发生危险。

✳ 如何区分真假阵痛

✿ 孕育须知

当阵痛来临时，准妈妈最好先平躺，并计算阵痛的间隔时间，一旦发现阵痛为6分钟或8分钟一次时，就应准备前往医院待产。

✿ 更多了解

怀孕第37周时，准妈妈会有"假性阵痛"的表现，即经常会感到腹部疼痛，但这种疼痛没有规律性，且可借助改变姿势、按摩或热敷等方式缓解。再经过1～2周，真正的阵痛才会开始发生。

所谓"真性阵痛"，是指有规律性的阵痛，其发生时，整个肚子都有硬起来的感觉，且疼痛通常是由下腹部开始，并慢慢波及整个后背部，疼痛程度循序渐进，越来越强烈，其规律可能由20分钟痛一次，渐渐变为15分钟痛一次，甚至到6分钟或8分钟痛一次，而疼痛持续的时间会越来越长，且不论用任何方式都无法缓解。

✿ 贴心提示

有一种简单的测试方法可以帮助准妈妈区别真假阵痛：准妈妈躺在水温不要过高的浴盆里，"假性阵痛"会在水中停止，而"真性阵痛"则会变得更强烈。

❋ 可以减轻阵痛的方法

 孕育须知

没有阵痛，分娩的进程会受到影响。但可以想办法减轻阵痛。

 更多了解

可以减轻阵痛的方法。

❶ 放松。初次生产的准妈妈子宫口完全打开需要十几小时。阵痛微弱的时候，不必一动不动地躺在病床上，准妈妈可以换成舒服些的姿势，也可以和陪床的准爸爸聊聊天，消除紧张情绪。

❷ 呼吸。无论准妈妈是采取喘气还是深呼吸的方法，只要把注意力放在呼吸上，准妈妈就会找到放松的感觉。

❸ 活动活动。阵痛总是很微弱而未变强时，准妈妈可以活动活动身体，在医院的走廊里散步也能使阵痛减弱。

❹ 按摩。准爸爸可以在旁边为准妈妈按摩足部或者手部，分散准妈妈的注意力。

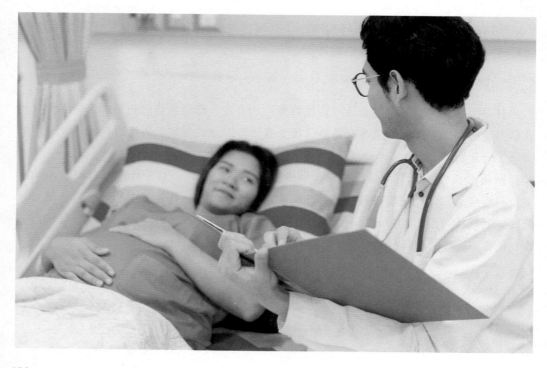

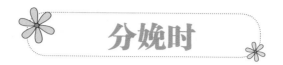

分娩时

从容应对分娩时的尴尬事

孕育须知

分娩是一个特殊的生理过程，会遇到这样、那样的尴尬事。很多准妈妈觉得难为情，其实，只要转换一下视角，准妈妈就可以从这些不愉快的情绪中走出来了。

更多了解

男医生接生：准妈妈可以多想一想男医生的接生优势——力气大、心理素质好、做事更有条理、临危不乱、让人更安心等，少考虑连医生本人都不去在意的性别问题，尴尬和难为情的心情自然就会不翼而飞了。

在分娩中呕吐：这是因分娩疼痛和麻醉剂的作用（无痛分娩中的硬膜外麻醉可能会导致血压过低，引起准妈妈恶心、呕吐）引起的，是一种正常的生理现象，准妈妈不必过分担心。

准妈妈牙齿相撞发出咔嗒咔嗒的声音：准妈妈应该知道这是非常普遍的，一半以上的准妈妈在分娩时都会出现这种情况。除了自己做深呼吸平静心情，准妈妈还可以和陪产的准爸爸或导乐人员说说话，转移一下自己的注意力，牙齿相撞的情况就会得到很大改善。

在分娩中排气、排便：分娩中遇到这种情况，准妈妈可能会觉得特别难堪，但是只要想一想这是子宫口开全、胎宝宝快要娩出的征兆，准妈妈应该会感到很欣慰，内心的尴尬感也会因此有所减轻。

贴心提示

准爸爸应该充分发挥自己的爱心和责任心，多关心准妈妈，多和准妈妈聊聊天，多安慰和鼓励准妈妈，用细致周到的照顾和甜蜜的语言给准妈妈送去巨大的精神安慰，使准妈妈能顺利分娩。

准爸爸陪产流程

● ✿ 孕育须知

准爸爸参与分娩活动，除了给准妈妈提供强有力的心理支持外，也会加深准爸爸对生命意义的体会。

● ✿ 更多了解

准爸爸陪产流程。

❶ 进入待产室。

❷ 等待护理人员帮准妈妈做胎心监测及产道内诊检查。

❸ 帮准妈妈办理住院许可证。

❹ 确定是否陪产。

❺ 阅读待产室与产房简介。

❻ 学习陪产知识，做陪产技巧练习。

❼ 学习拉梅兹呼吸法的指导技巧。

❽ 更换隔离衣、戴手术帽与口罩。

❾ 进入产房内指定的位置，了解陪产注意事项。

❿ 鼓励及陪护准妈妈分娩。

⓫ 对准妈妈进行产后恢复观察（30分钟左右），然后送准妈妈回病房。

✿ 准爸爸陪产时能做的事情

● ✿ 孕育须知

准爸爸在陪产过程中，只要在每一个产程做好该做的事情，就可以有效地协助准妈妈舒缓疼痛并给予重要的心理支持。

● ✿ 更多了解

● 宫颈开口期

❶ 随时帮助准妈妈喝水（最好在水杯中插上一支吸管，让准妈妈可以轻松地喝到水）。

❷ 观察床边的胎心及阵痛监测器，随时掌握准妈妈与胎宝宝的状况。

❸ 帮准妈妈吃好三餐，储存体力面对分娩。

④ 陪准妈妈上厕所。

⑤ 协助护理人员更换产垫。

● 胎宝宝娩出期

① 用棉棒蘸上温开水，擦拭准妈妈的双唇，帮准妈妈补充流失的水分。

② 握住准妈妈的手，让准妈妈更容易使力。

● 后产期（即分娩结束、准妈妈被送进恢复室观察与休养的时期）

① 协助准妈妈给新生宝宝哺喂母乳。

② 观察有无大出血或其他异常。

 贴心提示

当看见医生在检查准妈妈的子宫口开了多少时，准爸爸最好不要讲笑话，以免影响医生检查。

❀ 准妈妈急产怎么办

❀ 孕育须知

急产指准妈妈在出现阵痛后3小时内完成分娩。假如发生了急产，准爸爸千万不要惊慌，要学会合理的处理方法。

❀ 更多了解

准妈妈发生急产时，准爸爸应掌握以下方法。

① 首先拨打急救电话，并给准妈妈的助产医生打电话，请医生指导自己进行临时操作。

② 让准妈妈半躺在床上，脱掉下身衣物，在床上和地上铺上干净的厚棉被（以防宝宝出生时滑落摔伤）。

③ 尝试一手拿一条干净的小毛巾压住准妈妈的会阴，另一只手挡住胎头并稍微向上引导，使胎宝宝慢慢挤出阴道口，避免胎头冲出太快造成准妈妈产道和会阴严重裂伤。

④ 当胎宝宝娩出时，注意保护胎宝宝，避免胎宝宝头部受碰撞或滑落到地上。

⑤ 将脐带对折，用橡皮筋或绳子绑紧，阻断血流（以免宝宝血液回流到母体），然后用消过毒的剪刀剪断脐带。

⑥ 将宝宝脸上的血渍擦拭干净，放置成头低脚高的姿势，轻拍宝宝脚底或按摩宝宝背脊，帮助宝宝排出口鼻内的羊水，并且刺激宝宝哭出声音。

⑦ 将宝宝身上的水渍擦干，立刻用包被包好并抱在怀中，以免宝宝受凉。

⑧ 胎盘娩出时，帮助准妈妈按摩肚脐下的子宫，减少出血量。

⑨等待医生的救护。

✳ 自然分娩时最好不要大声喊叫

 孕育须知

自然分娩的阵痛袭来时，大部分准妈妈本能地想大喊大叫。但是，这样做既消耗体力，又容易造成肠道胀气，不利于子宫口扩张和胎宝宝下降。

 更多了解

阵痛开始后，准妈妈可以采取这样姿势缓解痛苦。

①收缩间歇站立。准妈妈分开两脚站立，双臂环抱陪护者颈部，头靠在其肩上，身体斜靠在其身上，陪护者双手环绕准妈妈的腰部，在准妈妈的背部下方轻柔地按摩。

②蹲坐依靠。进入第二产程时，准妈妈可以蹲坐在床上，准爸爸及其他陪护者分别站在床的两边，准妈妈将自己的双臂搭在准爸爸及其他陪护者的颈肩上，在别人的支撑下分娩。

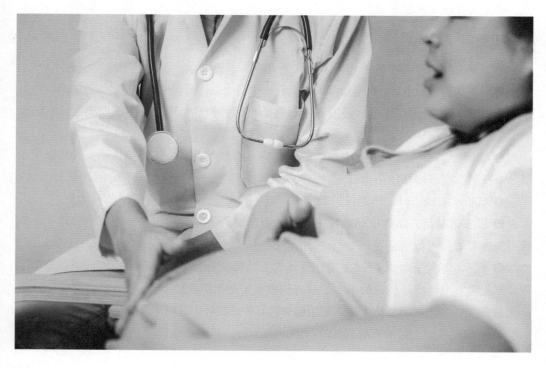

分娩后

自然分娩妈妈吃好"产后第一餐"

孕育须知

生产后不久，妈妈恢复了胃口，应该吃一些容易消化、营养丰富的流质食物。蒸蛋羹、蛋花汤、藕粉等都是很好的选择。

更多了解

产后第一天饮食应以清淡为主，可以喝米粥，多吃软饭、碎面等流质或半流质食物，也可以适当喝一些鸡蛋汤、鱼汤等，但要注意去掉汤上层的油，且不要过咸。

妈妈要注意，分娩后的饮食不能太油腻。妈妈产后身体太虚，如果饮食过于油腻，不但对身体恢复无益，还会引起腹胀、腹泻等症状。

此外，妈妈产后也不要吃韭菜、大蒜、辣椒、胡椒、茴香等性热、辛辣刺激的食物，也不宜吃太冷和太硬的食物。

贴心提示

分娩7天后，当妈妈的舌苔无厚腻感时，才可以进补肉类、蛋等食物，但也不宜过度。

剖宫产妈妈吃好"产后第一餐"

孕育须知

剖宫产妈妈产后6小时内应禁食，6小时以后可以吃一些流食。

更多了解

做剖宫产手术的妈妈应该在术后6小时内禁食。因为麻醉药的作用尚未完全消失，妈妈全身的各种反应也比较慢。如果过早吃东西，很容易引起呛咳、呕吐。

6小时以后，妈妈可以吃一些流食。这时可以喝一些萝卜汤，以促进肠道蠕动和排气，减少腹胀。糖果、黄豆、豆浆、淀粉类食物等容易大量产气的食物应少吃或不吃，以免腹胀更加严重。

贴心提示

术后6小时内，妈妈如果觉得口渴，可以间隔一定时间喝少量水。

月子里的饮食原则

孕育须知

分娩后的妈妈身体十分虚弱，一定要注重调补，才能迅速恢复健康。

更多了解

月子里的饮食原则。

❶食物要松软、可口、容易消化吸收。

❷主、副食种类要多样化。不仅要吃精米、白面，还要搭配小米、燕麦、玉米粉、糙米、赤小豆、绿豆等粗粮和豆类。

❸摄入一定量的脂肪，但不要超过总能量的1/3。

❹多喝汤，但不能只喝汤，也要吃汤中的肉和菜。

❺不吃酸、辣、腌制食物，少吃甜食。

❻不吃或少吃生、冷、硬的食物。

❼饮食宜少量多次，可以一天吃5～6顿。

❽不宜过度、过快进补。

产后头三天应该怎么吃

 孕育须知

剖宫产和自然分娩的妈妈产后头3天都应该多吃流质或半流质食物。

更多了解

自然分娩的妈妈由于分娩时及分娩后的大量排汗，容易体液不足，胃液等消化液的分泌也会减少，消化功能一般不如产前，所以产后24小时内还应多吃流质或半流质食物。喝牛奶可以补充体内的钙，非常适合妈妈。

接下来的2天，由于体力尚未恢复，妈妈仍要多吃清淡、不油腻、易消化、营养丰富的流质或半流质食物，牛奶、藕粉、糖水煮鸡蛋、蒸鸡蛋羹、馄饨、小米粥、面片、挂面汤、煮烂的肉和菜等都是不错的选择。

剖宫产的妈妈一般在手术后24小时左右恢复胃肠功能，此时也应先吃1天流食，情况好转后改吃1~2天半流食，再转为普通膳食。

贴心提示

产后最初几天，剖宫产妈妈应忌喝牛奶、豆浆，忌吃糖果、甜点等胀气食品，以免引起腹胀，阻碍子宫恢复。

根据妈妈体质进补

孕育须知

分娩后的妈妈身体十分虚弱，许多家庭会准备许多滋补品为妈妈补身体。但是进补一定要根据妈妈的体质和实际情况进行，不要盲目服用人参等大补药物，否则不但起不到补益身体的作用，还会带来危害。

更多了解

寒性体质的妈妈可以通过麻油鸡、烧酒鸡、八珍鸡、荔枝、桂圆、樱桃等性质温热的食物进补，但应注意不要过食，以免腹泻。热性体质的妈妈可通过山药鸡、鲈鱼汤、排骨汤、丝瓜、冬瓜、莲藕、柳橙、草莓、葡萄、枇杷等性质平和或稍带凉性的食物进补。

热性体质的妈妈如果腰酸，可以用炒杜仲煮猪腰汤来调节。平和体质的妈妈可以食用的食物和补益药物比较广泛，只要不是大寒大热之物都可以适当服用。如果补益过程中出现口干、口苦或长痘，就暂停药补或药膳，吃一些清凉降火的蔬果，或通过柳橙汁或葡萄汁来中和。

贴心提示

妈妈产后一周不要服用人参。分娩后过早服用人参，一是容易使妈妈失眠、烦躁、心神不安，二是容易引起大出血。

产后什么时候开始运动

孕育须知

一般情况下，妈妈产后2~3天就可以下床走动。

一般情况下，自然分娩、没有产后大出血情况的妈妈产后2～3天就可以下床走动，产后3～5天就可做一些轻松、简单的运动，产后2个星期就可以做体操或伸展运动。

剖宫产的妈妈产后第二天，导尿管去掉之后也要下床活动。后续运动则要视伤口愈合情况而定，一般产后一个月开始做伸展运动，产后6～8周才适合做锻炼腹肌的运动。

妈妈产后适当运动可以加速妈妈的血液循环，促进腹壁、盆底肌肉的恢复，促进胃肠道蠕动，增强消化功能，避免或减少痔疮、便秘、压力性尿失禁等产后疾患的发生，还有利于恶露排出，对准妈妈早日恢复是非常有好处的。

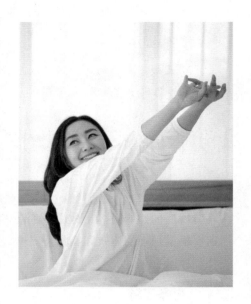

贴心提示

以消耗能量、减重塑身为目的的有氧运动最好在分娩6周以后再开始做。否则，这些运动就会影响子宫复原和伤口愈合，导致子宫出血、感染、阴道膨出、子宫脱垂等不良症状。

进行子宫按摩，促进子宫恢复

孕育须知

按摩子宫可以预防子宫收缩不良引起的产后出血，促进子宫的恢复及恶露的排出。

更多了解

自然分娩的妈妈可以很轻易地在自己肚脐下摸到一个硬块，这就是分娩后的子宫。当妈妈发现子宫开始变软时，就可以将手掌按在子宫上，稍稍施一些力，对子宫进行环行按摩。当子宫发硬，则表示收缩良好。

贴心提示

按摩子宫时，如果妈妈感到疼得厉害，则应暂时停止按摩，采取俯卧姿势减轻疼痛。如果疼痛仍未缓解，影响休息及睡眠，可通知医护人员。

✳ 产后注意观察恶露

孕育须知

恶露是由分娩后脱落的子宫蜕膜（特别是胎盘附着物处脱落的蜕膜）、血液、子宫分泌物构成的混合物，一般在产后开始排出，在产后4~6周排完。

更多了解

排恶露是一个自然的生理过程，准妈妈不必过分担心，但需要随时观察恶露的排出状况，及早发现异常。

正常的恶露排出过程是这样的：产后1~3天排出大量颜色鲜红、含有大量血液、有时有少量小血块及坏死蜕膜组织的血性恶露；然后恶露的颜色逐渐变淡，出血量减少，宫颈黏液、宫腔渗出液等浆液含量增加，并含有大量坏死蜕膜组织，即浆液性恶露；浆液性恶露排出10天左右，变成颜色较白、黏稠，含有大量白细胞及细菌的白色恶露；白色恶露大约排3周，然后恶露将被彻底排干净。

贴心提示

如果排恶露过程中出现恶露有大血块、恶臭或鲜血流出等异常，说明可能发生子宫病变或感染，妈妈应立即通知医护人员。

✳ 剖宫产后的生活护理

孕育须知

剖宫产的妈妈子宫及全身恢复都比自然分娩慢，还容易出现泌尿、心血管、呼吸系统的并发症，产后一定要科学护理，小心调养。

更多了解

剖宫产妈妈的生活护理。

❶ 多休息。由于手术创伤及麻醉药物的作用，妈妈剖宫产后，通常会感到非常疲劳，此时应注意卧床休息。采用硬膜外麻醉剖宫产的妈妈术后应采用去枕平卧位姿势进行休息，6小时后才能改为半卧位。

❷ 多翻身。剖宫产手术后，妈妈宜多做翻身动作，以促进麻痹的肠道肌肉及早恢复功能，促使肠道内的气体尽快排出。

❸ 早下床活动。一般情况下，术后第二天，拔掉排尿管之后，妈妈即可下床在床边活动。这不但可以预防肠粘连，还有利于恶露的排出。但是，如果出现发热等不适，应立即停止活动。

❹ 注意观察尿液。剖宫产术后，妈妈体内常留置导尿管，这时要注意观察尿量和尿的颜色。如果出现血尿或尿量变少，应及时告诉医护人员。

 贴心提示

剖宫产满100天前，妈妈应该暂时停止性生活，以免对子宫造成严重伤害。术后100天，经医生检查伤口愈合情况良好，征询医生意见后，准妈妈可以尝试着恢复性生活。

✿ 大小便困难怎么办

孕育须知

由于分娩时的生理损伤和妈妈的怕疼心理，不少妈妈在分娩后会出现排尿、排便困难的现象。即使会疼痛，妈妈也应该努力排尿、排便，否则不但容易引起尿潴留、便秘，还会影响妈妈的身体恢复和伤口愈合。

更多了解

如何克服产后大小便困难。

❶ 主动上厕所。自然分娩的妈妈应在产后2～3小时排尿，剖宫产的妈妈则应在去掉导尿管后约2小时进行上厕所练习。撤导尿管之前，妈妈可以先将导尿管的尿管夹住（约2小时），使膀胱里的尿无法排出，由此来体会一下胀尿的感觉，然后再放开导尿管让尿液排出。

❷ 药物治疗。药物治疗适用于发生产后感染的情况。如果妈妈发现自己出现发热、小便疼痛加剧等现象，应该考虑是否出现尿道感染，最好通知医生，在医生指导下进行治疗。如果发生比较严重的便秘，也可以在医生指导下使用治疗便秘的药物。

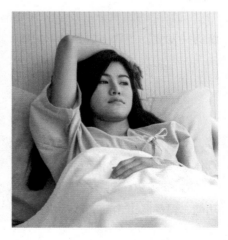

❸ 提肛运动。自然分娩的妈妈在产后2个星期可以进行提肛运动练习。这对促进妈妈膀胱、会阴等部位的恢复，缓解排便困难有显著的效果。进行剖宫产分娩的妈妈则要在1个月以后才能练习。

妈妈分娩后应该尽早主动排尿，千万不能憋尿。憋尿会使膀胱肌肉失去弹性，更不容易排尿，从而导致尿潴留。

会阴侧切后如何护理伤口

孕育须知

会阴侧切虽然容易恢复，却也是一种手术，做好对会阴伤口的护理可以避免术后感染。

更多了解

会阴侧切术后护理要点。

❶ 恶露排干净之前，不管是否拆线，每天应该冲洗2次伤口，大便后也要冲洗1次。冲洗时可用一个消过毒的瓶子装满温水，用倒出来的水流冲洗伤口，或用水拍打会阴周围。

❷ 妈妈可养成每天温水坐浴的习惯，每次泡15分钟，可帮助缝线的吸收（现在的医生一般都是使用可吸收而不用拆线的缝线），并可促使伤口尽快愈合，避免感染。

❸ 妈妈在产后恢复期间一定要注意保持大便通畅，排便时最好采用坐式，并尽量缩短时间，以防伤口裂开。拆线后，在伤口未彻底愈合时也不要进行过多、过剧烈的运动，以免伤口裂开。

贴心提示

妈妈应养成每天检视会阴伤口的习惯，一直到产后2周为止。检视时如果发现伤口有红肿、裂开、流血水、流脓，或有发热现象，应该尽快到医院治疗。

剖宫产妈妈该怎么护理伤口

孕育须知

剖宫产对妈妈的身体伤害比较大，手术伤口也比较容易感染，一定要做好护理。

更多了解

剖宫产妈妈产后出汗较多，住院期间可采用擦浴、勤换衣服等方法保证清洁。产后14天左右，如果伤口完全愈合，并且没有红肿、渗出等情况，妈妈可以淋浴，但时间不要过长，不要超过20分钟，并应保证室温在26摄氏度左右、水温在37摄氏度左右（注意一定不能盆浴或坐浴）。洗浴时，妈妈应注意不要揉搓伤口。洗浴后，妈妈可以用75%酒精擦拭伤口进行清洁。

贴心提示

如果伤口出现红、肿、热、痛、渗血、渗液等情况，一定要到医院诊治。

剖宫产妈妈少用止痛药

孕育须知

在伤口疼痛剧烈影响到妈妈的睡眠和休息时，适当用些止痛药是有好处的。但是，止痛药一定不能用得过多、过频繁，否则会影响妈妈子宫收缩和肠蠕动功能的恢复。

更多了解

一般情况下，剖宫产伤口的疼痛在3天后会自行消失。感到疼痛时，妈妈可以采取半卧位，以减少伤口的张力，减轻疼痛。或者听听轻音乐（或其他比较舒缓的音乐），与家人分享和宝宝在一起的快乐等，都可以分散注意力，减轻疼痛。

贴心提示

下地活动或咳嗽时，妈妈最好用一只手捂住伤口，防止伤口被牵扯而疼痛。

心理调节避免产后抑郁

孕育须知

当妈妈感到孤独、紧张时，要及时向家人、医护人员求助，在大家的帮助下战胜不良情绪的影响，避免产后抑郁的发生。

更多了解

初次生宝宝的妈妈因为没有经验，在宝宝啼哭、喂奶、换尿布等事情上往往觉得手足无措，一旦出了错更容易觉得沮丧和难过，再加上身体不适，严重睡眠不足，很容易出现产后抑郁。患了产后抑郁的妈妈通常会感到心情压抑、沮丧，不愿意见人，经常一个人偷偷地伤心、流泪，或经常产生焦虑、恐惧心理，性格也会变得暴躁、易怒。

产后抑郁不仅影响妈妈的恢复，还会使宝宝得不到应有的照顾，因而出现发育不良、与妈妈产生情感障碍、性格障碍等不良后果。有些病情严重的妈妈还会产生伤害宝宝的念头和行为，对宝宝的成长更是危害巨大。

有些妈妈会出现头昏、头痛、恶心、便秘、泌乳减少等躯体症状。

为预防这种情况，妈妈应该注意进行自我心理调节，遇到困难不要急躁、惊慌，做错了也不要太自责。

❀ 贴心提示

粗粮、麦芽、核桃、花生、马铃薯、葵花子、新鲜绿叶蔬菜、海产品、蘑菇、动物肝脏等食物中含有锰、镁、铁、维生素B_2、维生素B_6等多种具有缓解紧张和忧虑作用的营养素，可以帮妈妈抵抗产后抑郁。

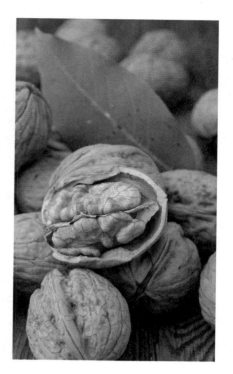

❋ 轻微产后抑郁的自我调节

❀ 孕育须知

如果只是轻微的产后抑郁，妈妈可以利用一些简单的心理学知识和心理治疗方法进行自我调节。

❀ 更多了解

❶ 转移注意力。如果因为产后面临的生活困难或生活中发生的不愉快事件而感到难过，妈妈可以去做一件自己喜欢的事，把自己的注意力从不愉快的事情上转移开，是一个消除抑郁的好办法。

❷ 行为调整。适当进行一些放松活动，如深呼吸、散步、打坐、冥想、听音乐等，对帮助妈妈抵抗抑郁具有不可否认的好处。

❸ 沟通交流。与和自己一起上分娩课的妈妈联系一下，彼此交流一下经验，或参加一些产后运动训练课程，可以在很大程度上消除妈妈的孤独和无助感，将抑郁消灭于无形。

❹ 角色转换。谁也不可能24小时地充当一种角色，偶尔从妈妈的角色中跳出来，在家人面前撒撒娇，寻找一下丈夫的娇妻、爸爸妈妈的爱女等角色受宠爱的感觉，也是一种强有力的抗抑郁武器。

❀ 如何预防产褥感染

 孕育须知

产褥感染是妈妈在分娩及产后恢复过程中由于生殖系统受到病原体感染，引起局部或全身性炎症的变化。

更多了解

预防产褥感染，应从应对可能引起感染的各种因素着手。

❶ 破水超过12小时的准妈妈应口服抗生素，并尽量在24小时内分娩。

❷ 孕晚期不要进行性生活，并注意会阴卫生。

❸ 产后对伤口加强护理，每天冲洗2次会阴，严格做好清洁工作。

❹ 保证床铺的干净卫生。

❺ 如果进行剖宫产，术后在医生指导下使用抗生素。

❻ 减少不必要的阴道检查。

贴心提示

产褥感染不但可能危及生殖系统，还会引起败血症，一旦发现应该及时就医。

❀ 气血虚引起的产后腹痛

 孕育须知

如果妈妈本身属于气血双虚体质，或在分娩时失血过多，就会使妈妈产后冲任空虚，胞脉失养，或气血虚弱，血液运行无力，流动不畅，导致产后腹痛。

更多了解

气血虚引起的产后腹痛的典型症状为：小腹疼痛，喜暖喜按，恶露量少、色淡，伴有头晕、目眩、心悸、失眠、便秘症状，舌淡红、苔薄，脉细弱。

妈妈因为气血虚发生产后腹痛时，可以采取以下措施进行缓解。

❶ 多卧床休息，保证充分睡眠。

❷ 可选择食用一些药膳，如食用人参粥、扁豆粥、猪肾粥、红杞鲫鱼汤、当归生姜羊肉汤等药膳补充元气，补益气血。

❸ 多吃香蕉、西瓜、番茄等新鲜蔬菜、水果，加强营养。

❹ 用毛巾热敷痛处。

 贴心提示

如果疼痛持续的时间超过一周，并伴有恶露量多、色暗红、血块多、有臭味等症状，说明妈妈盆腔有炎症，应尽快到医院检查。

✳ 寒凝血滞引起的产后腹痛

孕育须知

有的妈妈在月子里受了风寒，或接触过多冷水，就会导致体内血脉凝滞，气血运行不畅，引起腹痛；有的妈妈产后站、蹲、坐、卧的时间过长，久不变换的体位也会造成瘀血停留，引起产后腹痛。

更多了解

寒凝血滞所引起的产后腹痛的典型症状为：小腹疼痛，拒按，腹部有明显冷感，遇热则减，恶露量少、色紫黯、常夹血块，胸胁胀痛，四肢发冷，面色青白，舌质紫黯、苔薄白，脉沉紧。

发生腹痛时，妈妈可用以下方法进行缓解。

❶ 热敷。用毛巾热敷痛处，或热敷脐下1.5寸处的气海穴和脐下4寸处的中极穴。

❷ 按摩。从心下擀至脐，在脐周做圆形揉按数遍，再向下擀至耻骨联合（阴毛处之横骨）上方，再做圆形揉按数遍，然后将手置于痛处片刻，又重复上述动作。如此反复按摩，每次10～15遍，早晚各1次。

❸ 热熨。取肉桂10克、干姜12克、小茴香10克、艾叶20克、陈皮20克、吴茱萸10克、木香15克，以水浸润，炒热装袋，趁热温熨痛处。每次熨10～15分钟。

❹ 饮食调理。可适当用生姜红糖汤、当归生姜羊肉汤、羊肉桂心汤进行调理；小

腹胀痛、胸肋胀满者可多食柚子、金橘、韭菜等具有理气作用的食物。忌食生冷瓜果、饮料。

 贴心提示

妈妈在月子期间应该特别注意保暖，不让风寒入侵身体；还要多进行心理调节，保持心情愉快；不要用冷水洗浴，也不要过多接触冷水；还应注意变换姿势，不可久站、久蹲、久坐，以防持久体位造成盆腔淤血引起产后腹痛。

❀ 急性乳腺炎的症状

孕育须知

急性乳腺炎主要是由乳汁淤积（为细菌的繁殖创造条件）、妈妈乳头有裂口（皲裂、糜烂或细小的溃疡）、宝宝用不洁的口腔吸吮乳房，使致病菌（金黄色葡萄球菌、链球菌等）顺着淋巴管上行，侵入妈妈的乳腺形成的。

更多了解

急性乳腺炎的症状如下。
❶ 患侧乳房疼痛、红肿、变硬（多位于乳房的外下象限）、压痛。
❷ 同侧腋窝淋巴结肿大，常在数天内化脓、压痛。
❸ 乳晕下、输乳管内、乳腺内或乳腺后出现脓肿。
❹ 有时伴有寒战、高热、倦怠、食欲不佳等症状。

❀ 患急性乳腺炎后的生活护理

 孕育须知

急性乳腺炎虽然不难治愈，发病后却会给妈妈带来巨大的痛苦，还会引起乳房变形，影响喂奶；免疫力低下的妈妈还会出现感染扩散，形成脓肿，甚至引起脓毒血症，危及生命。

更多了解

患急性乳腺炎后的生活护理。
❶ 注意休息，多饮水。
❷ 饮食宜清淡，少吃荤，忌辛辣。

③ 定时喂奶，每次应尽可能将乳汁排空。如果宝宝不能吸尽乳汁，应借助吸奶器将乳汁排空。

④ 保持乳头清洁，常用温水清洗乳头。

⑤ 用手指顺乳头方向轻轻按摩，加压揉推，使乳汁流向开口，避免乳汁淤积，转成脓肿。

⑥ 不让宝宝含着乳头睡觉。

 预防急性乳腺炎

孕育须知

注意乳房卫生、保持乳汁排出通畅及正确喂奶，可以有效预防急性乳腺炎。

更多了解

预防急性乳腺炎的方法如下。

① 正确哺乳。喂奶时应用两侧乳房轮流哺喂，并不断改变抱宝宝的姿势，使乳腺管被充分吸空。

② 保持乳汁排出通畅。为了避免乳汁过稠阻塞输乳管，喂奶妈妈应多喝水、多饮汤。每次喂奶时应尽量让宝宝把乳房里的乳汁吃空。如果吃不空，喂奶后应用吸奶器或手按摩挤出乳汁，防止淤积。

③ 及时处理乳头皲裂。出现乳头皲裂时，妈妈最好不要直接让宝宝吸吮，可以用吸奶器把乳汁吸出来给宝宝喝，同时妈妈还可以把挤出来的乳汁或凡士林涂抹到皲裂处，帮助裂口愈合。

④ 注意乳房卫生。从孕期最后2个月到生产后，准妈妈应经常用肥皂水或清水清洗乳头。

⑤ 加强宝宝口腔清洁。每天用清水轻擦宝宝口腔黏膜和牙龈1～2次，以防宝宝口腔中的细菌通过乳头裂口进入妈妈的乳房，引起急性乳腺炎。

贴心提示

乳头凹陷的妈妈更容易患急性乳腺炎。乳头凹陷的妈妈，从孕中期开始用小酒盅扣罩乳头，外面用布带固定；或用吸乳器吸引，每天1～2次，都具有纠正乳头内陷的作用。

附录：孕期产检汇总

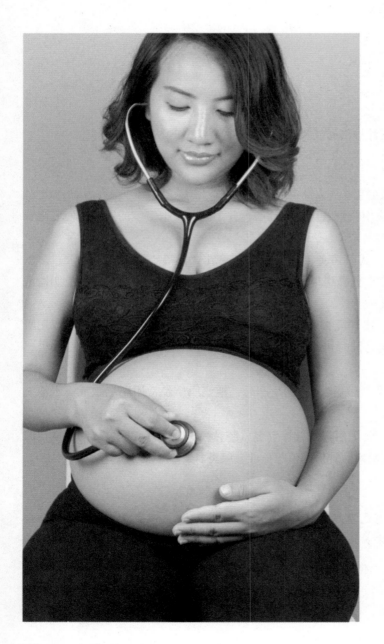

产检是医院对准妈妈的整个孕期进行的全方位监测，一方面要检查准妈妈是否患有不适宜妊娠的疾病，一方面则要检查胎宝宝是否发育正常，对排除胎宝宝畸形、患先天性疾病和遗传病，预防流产和难产都有重要意义。为了安度孕期，顺利生育正常、健康的宝宝，准妈妈一定要定期到医院进行产检，千万不可偷懒。

孕期产检汇总如下。

	怀孕时长	检查项目	检查目的	注意事项
第一次	第6～10周	①抽血验hCG ②B超	①确定是否怀孕 ②排除宫外孕 ③确定胚胎数量	憋尿
第二次	第12周	①常规检查 ②血常规、尿常规 ③TORCH筛查 ④白带、宫颈刮片 ⑤B超	评估致畸风险	①憋尿、空腹 ②本次检查需建档，带齐所需材料 ③衣着宽松易穿脱，带水和零食
第三次	第16周	①常规检查 ②尿常规	孕中期唐氏筛查	①憋尿 ②早期没做过唐氏筛查或筛查不过，此时需要再次检查
第四次	第20周	①常规检查 ②四维彩超	排畸	吃点小零食，可刺激胎宝宝活动，更快出现最佳位置和状态
第五次	第24周	①常规检查 ②血常规、尿常规 ③糖耐量试验	筛查妊娠糖尿病	①检查前3天不做剧烈运动，不暴饮暴食 ②检查前一天晚餐后禁食8小时 ③自备水杯
第六次	第28周	常规检查	常规评估	空腹
第七次	第30周	①常规检查 ②触摸胎头	①常规评估 ②了解胎宝宝位置	
第八次	第32周	①常规检查 ②B超 ③胎宝宝体重测算	①排畸 ②评估发育 ③评估胎盘位置及功能	如果有妊娠瘙痒症问题要告诉医生，安排相应检查
第九次	第34周	①常规检查 ②宫颈评估 ③宫颈、阴道分泌物检查	评估产道情况	此后开始更密集的孕检
每周一次	第36～37周	①常规检查 ②尿常规、血常规 ③B超 ④胎心监护 ⑤骨盆测量、阴道检查	①观察胎宝宝宫内情况 ②判断产道情况	胎心监护时要尽量放松，保持平静
每周一次	第38～40周	①常规检查 ②胎心监护 ③阴道检查	①观察胎宝宝宫内情况 ②检查产道情况 ③了解羊膜囊情况	胎宝宝已足月，随时可能分娩，要做好准备

图书在版编目（CIP）数据

怀孕同步指导专家方案 / 夏颖丽编. -- 成都 : 四川
科学技术出版社，2022.6
（优生·优育·优教系列）
　ISBN 978-7-5727-0552-6

　Ⅰ．①怀… Ⅱ．①夏… Ⅲ．①妊娠期－妇幼保健－基
本知识 Ⅳ．①R715.3

中国版本图书馆CIP数据核字（2022）第081939号

优生·优育·优教系列

怀孕同步指导专家方案

YOUSHENG · YOUYU · YOUJIAO XILIE
HUAIYUN TONGBU ZHIDAO ZHUANJIA FANG'AN

编　　　者	夏颖丽
出 品 人	程佳月
责 任 编 辑	张　琪
助 理 编 辑	刘　娟
封 面 设 计	北极光书装
责 任 出 版	欧晓春
出 版 发 行	四川科学技术出版社

地址：成都市锦江区三色路238号　邮政编码：610023
官方微博：http://e.weibo.com/sckjcbs
官方微信公众号：sckjcbs
传真：028-86361756

成 品 尺 寸	170mm × 240mm
印　　　张	14
字　　　数	280千
印　　　刷	河北环京美印刷有限公司
版　　　次	2022年7月第1版
印　　　次	2022年7月第1次印刷
定　　　价	39.80元

ISBN 978-7-5727-0552-6

本社发行部邮购组地址：成都市锦江区三色路238号新华之星A座25层
电话：028-86361758　邮政编码：610023